歯科臨床と診療補助シリーズ
❻

小児歯科学と診療補助

監修
束理 十三雄

著
関本恒夫

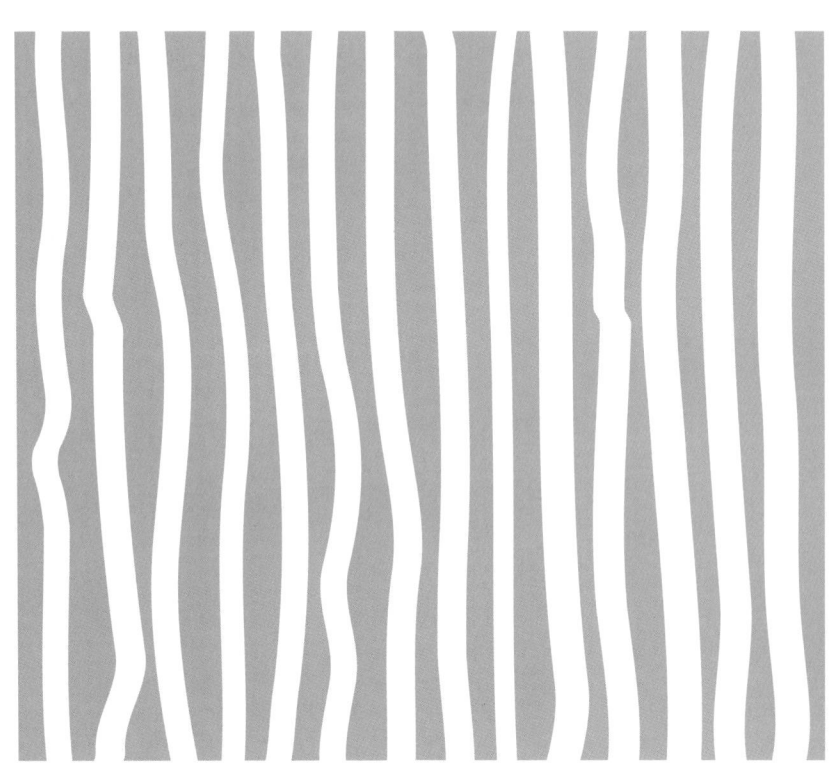

クインテッセンス出版株式会社

監修者の序

　本邦における歯科衛生士教育は昭和24年(1949)に開始され，すでに50余年を経過した．その間，昭和58年(1983)には教育内容の全面的な改正に伴い，修業年限が2年以上に改められた．さらに平成元年(1989)6月には歯科衛生士法の一部改正により，業務内容に新たに保健指導が加わって，従前にも増して包括的な知識と技術の習得が求められることになった．次いで平成11年(1999)5月には，厚生省「歯科衛生士の資質の向上に関する検討会」より，主要業務である「歯科予防処置」「歯科診療補助」「歯科保健指導」に関する技能習得だけではなく，その基礎となる理論体系ならびに学問体系を将来的に構築することなど教育内容の見直しも含め，修業年限も現行の2年を3年に延長することなどについての意見書が出された．

　これらの趨勢と時代の要請を勘案すれば，歯科衛生士の修業年限が3年制へと移行することは至当であると思われる．本シリーズでは，このような動向を踏まえて，歯科衛生士試験の出題科目「歯科臨床大要」の各項目とその治療時の診療補助を各分冊に纏め，簡明かつビジュアルに編纂した．各分冊の大項目，中項目は，歯科衛生士試験出題基準に準拠しており，試験学習を兼ねた実技シリーズとなっている．また歯科臨床における記述は，診療補助を前提とした基礎的な学理と連携するように配されており，各分冊では歯科衛生士の診療補助業務について，共同動作，術式，患者対応，材料，薬品，器具の取り扱い等，実際の診療時の写真を多数掲載して，確実にそれらの技能を習得できるように詳述してある．

　本シリーズの著者は，いずれも日本歯科大学新潟歯学部附属病院で臨床の第一線に携わっており，また日本歯科大学新潟短期大学歯科衛生学科ならびに専攻科においても歯科衛生士の養成にあたっている．超高齢社会の到来とともに，国民の医療に対するニーズがますます高まっている折から，歯科医師とともに歯科保健医療を支える歯科衛生士の資質向上のためにも，本シリーズが有効に活用されることを願ってやまない．

2001年1月

東理　十三雄

序　文

　約25年前，小児の口腔内は"齲蝕の洪水"といわれ，昭和50年の厚生省の歯科疾患実態調査をみると，3歳児の齲蝕有病者率は84.2%で，6歳児では97.8%と，非常に多くのこども達が齲蝕に罹患していた．また齲蝕の程度も重症であり多数歯が抜去されることもめずらしくなかった．その結果として，永久歯列は審美的にも機能的にも障害のある不正を生じ，成人で歯科治療を必要とする患者の多くは，乳歯の齲蝕が原因といわれた．しかし，その後小児歯科学の重要性が認識されるとともに，小児の口腔内は改善され，平成11年度の厚生省の歯科疾患実態調査では3歳児の齲蝕有病者率は36.36%，6歳児では78.02%と，特に低年齢児での齲蝕は著しく減少している．近年，20歳まで口腔内の管理が継続的に行われれば，高齢になっても大きなトラブルは少ないといわれ，小児期での口腔管理の重要性がさらに叫ばれている．実際に，先進国では小児期からの口腔管理の結果，高齢者で義歯を入れる人は少なくなってきている．小児の口腔管理は患児，歯科医師，歯科衛生士，保護者がうまく連携することで行える．したがって，小児歯科での歯科衛生士の役割は非常に重要であり，衛生士なくして小児歯科医療は行えないといっても過言でない．

　この小児歯科の教科書は，補綴，保存，口腔外科，矯正歯科のような治療内容別に記載された本と異なり，小児に対する歯科学として記載されているので，内容は多岐にわたっているが，歯科衛生士試験の出題基準に沿って記載されているので，すべて知っておくべき知識であり，テクニックである．

　諸君がこの教科書から得た知識により，歯科衛生士として，ひとりでも多くのこども達の健康を維持することができれば幸いである．

2001年1月

関本恒夫

目　次

第1章　小児歯科学概論／2
1-1．小児歯科とは ……………………………………………………………… 2
1-2．小児歯科における衛生士の役割 ………………………………………… 2
　　A．診療補助 ……………………………………………………………… 2
　　B．予防業務 ……………………………………………………………… 4

第2章　小児歯科学の基礎知識／5
2-1．心身の発育 ………………………………………………………………… 5
　　A．小児の発育段階 ……………………………………………………… 5
　　B．器官の発育形式 ……………………………………………………… 6
　　C．発育状態の評価 ……………………………………………………… 6
　　D．情動の発達 …………………………………………………………… 8
　　E．感覚の発達 …………………………………………………………… 9
　　F．言語機能の発達 ……………………………………………………… 9
　　G．運動機能の発達 ………………………………………………………10
　　H．生理的特徴 ……………………………………………………………10
2-2．歯の発育異常 ………………………………………………………………11
　　A．歯の発育時期と異常 …………………………………………………11
　　B．歯数の異常 ……………………………………………………………12
　　C．形態の異常 ……………………………………………………………15
　　D．構造の異常 ……………………………………………………………16
　　E．色調の異常 ……………………………………………………………17
　　F．萌出の異常 ……………………………………………………………17
　　G．歯の交換の錯誤 ………………………………………………………19
2-3．歯列および咬合の発育 ……………………………………………………19
　　A．無歯期の特徴(Hellman の歯齢ⅠA期) ……………………………19
　　B．乳歯列期の特徴(Hellman の歯齢ⅡA期) …………………………20
　　C．混合歯列期の特徴 ……………………………………………………21
　　D．永久歯列期の特徴(Hellman の歯齢ⅣA期) ………………………24
　　E．歯列・咬合の発育異常 ………………………………………………24

2-4．乳歯・幼若永久歯の特徴と齲蝕 ……………………………………………24
    A．乳歯の特徴 ……………………………………………24
    B．幼若永久歯の特徴 ……………………………………………25
    C．小児の齲蝕 ……………………………………………25
2-5．小児の主な疾患異常 ……………………………………………29
    A．感染性疾患 ……………………………………………29
    B．軟組織疾患 ……………………………………………29
    C．歯周疾患 ……………………………………………31

第3章　小児の歯科的対応／32
3-1．小児歯科患者の行動と特徴 ……………………………………………32
    A．幼児期 ……………………………………………32
    B．学童期 ……………………………………………32
    C．思春期 ……………………………………………32
3-2．診療行為と情動変化 ……………………………………………32
3-3．小児への対応 ……………………………………………33
    A．歯科衛生士の基本姿勢 ……………………………………………33
    B．患児，保護者と歯科医師・歯科衛生士との関係 ……………………………………………33
    C．小児と保護者の分離 ……………………………………………33
    D．年齢別対応法 ……………………………………………34
    E．対応法の実際 ……………………………………………34

第4章　小児の歯科診療体系／38
4-1．小児の診査 ……………………………………………38
    A．診査方法 ……………………………………………38
    B．診査用器具の準備 ……………………………………………39
    C．診査・診断のための資料採取 ……………………………………………39
4-2．小児への薬物応用 ……………………………………………43
    A．薬用量 ……………………………………………43
    B．投与方法 ……………………………………………43
4-3．応急処置 ……………………………………………43
    A．低年齢児の齲蝕に対する応急処置 ……………………………………………43
    B．歯髄炎，根尖性歯周炎に対する応急処置 ……………………………………………43
    C．外傷に対する応急処置 ……………………………………………44
4-4．小児の麻酔 ……………………………………………44

A．全身麻酔 …………………………………………………………………44
　　　B．局所麻酔 …………………………………………………………………44
　4-5．小児のラバーダム防湿法 ……………………………………………………46
　　　A．ラバーダム防湿法の利点 ………………………………………………46
　　　B．ラバーダム防湿に必要な器具 …………………………………………46
　　　C．ラバーダム装着手順 ……………………………………………………46
　4-6．小児の歯冠修復 ………………………………………………………………49
　　　A．乳歯歯冠修復の目的 ……………………………………………………49
　　　B．乳歯歯冠修復の種類と適応 ……………………………………………49
　　　C．幼若永久歯の歯冠修復 …………………………………………………56
　4-7．小児の歯内療法 ………………………………………………………………56
　　　A．乳歯の歯内療法 …………………………………………………………56
　　　B．幼若永久歯の歯内療法 …………………………………………………61
　4-8．小児の歯周疾患の処置 ………………………………………………………62
　　　A．診査 ………………………………………………………………………62
　　　B．予防 ………………………………………………………………………63
　　　C．処置 ………………………………………………………………………63
　4-9．外科処置 ………………………………………………………………………63
　　　A．乳歯の抜歯 ………………………………………………………………63
　　　B．歯の外傷 …………………………………………………………………64
　4-10．咬合誘導 ………………………………………………………………………67
　　　A．咬合誘導とは ……………………………………………………………67
　　　B．口腔習癖 …………………………………………………………………68
　　　C．保隙 ………………………………………………………………………69
　　　D．動的咬合誘導 ……………………………………………………………71
　4-11．小児の口腔管理 ………………………………………………………………72
　　　A．齲蝕の予防管理 …………………………………………………………72
　　　B．定期診査 …………………………………………………………………83

第5章　心身障害児の歯科治療／86

　5-1．心身障害児の定義 ……………………………………………………………86
　5-2．歯科的問題点 …………………………………………………………………86
　　　A．患児および保護者の問題 ………………………………………………86
　　　B．術者の問題 ………………………………………………………………86
　　　C．口腔内の問題 ……………………………………………………………86

5-3．心身障害児の種類と特徴 …………………………………………………86
　　A．精神発達遅滞 …………………………………………………………86
　　B．脳性麻痺 ………………………………………………………………87
　　C．自閉症 …………………………………………………………………87
　　D．ダウン症候群 …………………………………………………………88
5-4．障害児への対応 …………………………………………………………88
　　A．精神発達遅滞児 ………………………………………………………88
　　B．肢体不自由児 …………………………………………………………89
　　C．障害児の診療介補 ……………………………………………………89
5-5．障害児の歯科予防 ………………………………………………………90
　　A．歯口清掃指導 …………………………………………………………90
　　B．障害児に対するプロフェッショナルケア …………………………90

参考文献……………………………………………………………………………91

索　引………………………………………………………………………………92

第1章
小児歯科学概論

1-1. 小児歯科とは

　小児は単に成人を小さくしたものではない．小児と成人の最も大きな違いは，小児は身体的，精神的，社会的に成長発達の途上にあるということである．したがって小児に対応する場合には，その成長発育段階に応じて方法を変えていかなければならない．また小児のもつ口腔疾患には特異性があり，成人の口腔疾患とは症状，対処法とも異なってくる．そのため補綴学，保存学，矯正学，口腔外科学のように歯科治療の手技により分類された成人に対する歯科学とは別に，小児歯科学として知識を学ぶ必要がある．しかし小児歯科学は歯科学のなかで特殊なものではなく，補綴学，保存学，矯正学，口腔外科学のすべてを含むものであり，歯科学そのものともいえる．

　小児歯科の目的は発育途上にある歯列・顎顔面の正常な発育を阻害する因子(齲蝕，歯周疾患，外傷，習癖，不正咬合など)を予防あるいは早期に発見対処し，正しい方向に導くことで健全な永久歯列を育成することである(図1-1, 2)．最近20歳までに健康な歯と歯列を獲得できれば，生涯それを健康なままで維持することができるといわれている．したがって，健康な高齢社会をむかえるためにも小児歯科の臨床的意義は大きい．

1-2. 小児歯科における衛生士の役割

　現在の歯科診療は歯科医師と歯科衛生士の共

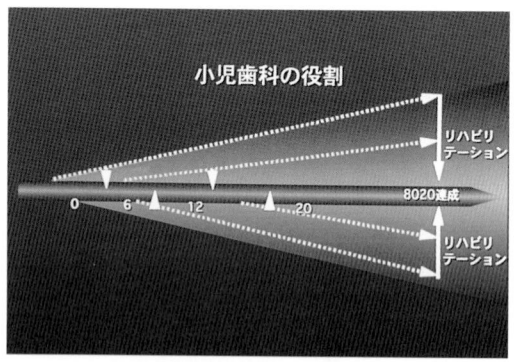

図1-1 小児歯科の役割．小児歯科の役割は，健全な永久歯列を育成するために，発育過程において正常な状態からはずれていく可能性があれば，その原因(齲蝕，歯周疾患，不正咬合)を早期に発見し正常な発育過程にもどすことである．原因を放置すると，そのリハビリテーションには多くの努力を必要とする．

同作業によって行われ，質の高い歯科医療のためには歯科衛生士の役割は重要である．とくに小児歯科における衛生士の役割は大変大きく重要であり，衛生士なくして小児歯科医療は行えない．

　歯科衛生士の役割としては主に診療補助ならびに予防業務があげられるが，とくに小児歯科では対象が小児のため短時間での処置が重要視され，手際のよい歯科衛生士の診療補助が要求される．また小児歯科臨床では予防業務は不可欠であり，本人に対する予防処置および本人，保護者に対しての予防指導が必要となる．

A. 診療補助

　歯科衛生士の診療補助は受付での最初の対応

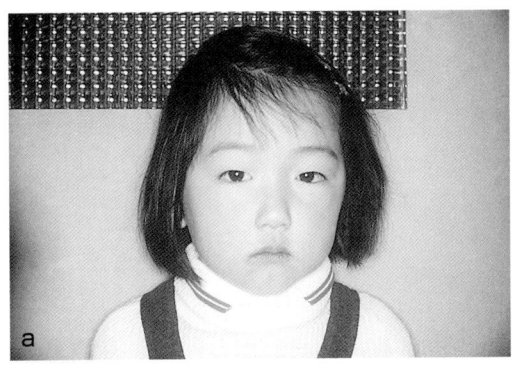
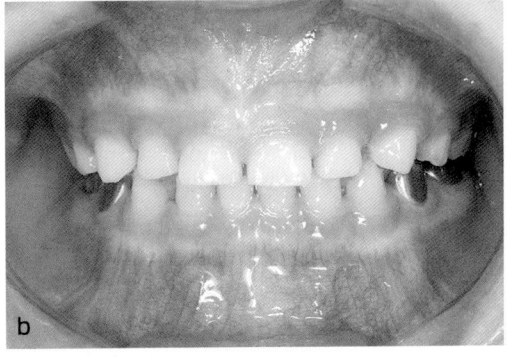
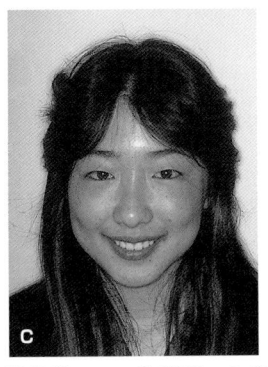
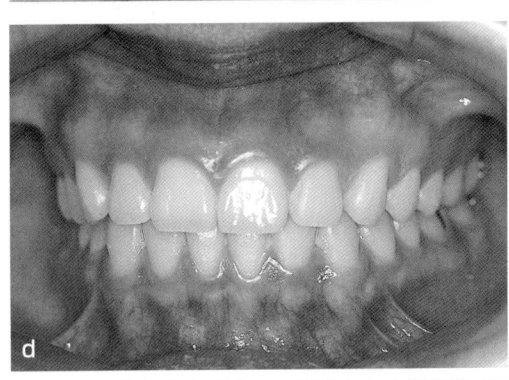

図1-2 小児歯科での口腔管理．3歳時と24歳時の口腔内写真と顔貌写真を示す．3歳時から小児歯科で口腔管理を行い，現在では健全な顎顔面および永久歯列を呈している．**a**：3歳時の顔貌写真，**b**：同時期の口腔内写真，**c**：24歳時の顔貌写真，**d**：同時期の口腔内写真．

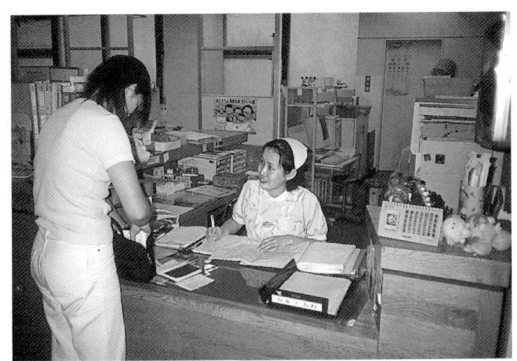

図1-3 受付業務．小児歯科における受付の役割は重要である．診療を受ける小児およびその保護者との最初の接触であり，信頼関係をつくる第一歩である．

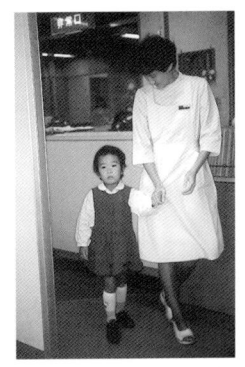

図1-4 患児の誘導．患児の誘導は不安感を与えないように行うべきであり，協力性が得られない場合には，緊急時を除いて無理に誘導してはならない．

に始まり，診療室への誘導，診療の介補，診療後の患児，保護者への注意，次回の診療約束などの業務が含まれる．大半の小児患者およびその保護者は不安感をもって歯科医院を訪れる．したがって歯科衛生士はつねにその不安感を取り除くことを考えながら診療補助を行わなければならない．とくに最初の対応はその後の診療をスムースに行うために重要なポイントとなる（図1-3, 4）．また実際に診療を始める前に患児に対して基本的な診療器具の説明をすること

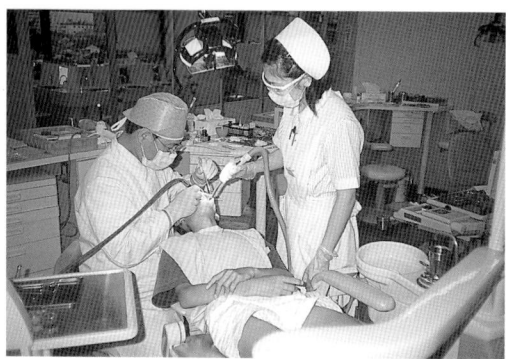
図1-5 診療介補．小児の診療介補は，診療が効率よく短時間で終了するように行う．

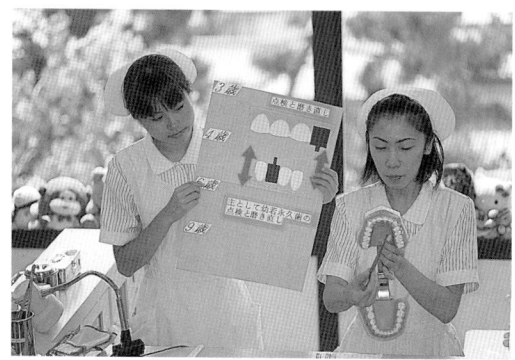
図1-6 集団での母者教室．図や模型などを使ってわかりやすく説明する．

で，不安を徐々に取り除くことができる．実際の診療の介補では，小児は長時間の歯科治療に耐えることは困難であるので，治療時間を可及的に短時間にするために，万全な器具の前準備と，術者とのスムースな連係が要求される(図1-5)．そのためには来院前に患児の特徴および治療内容，治療手順を確認しておく必要がある．またバキュームなどの器具を口腔内に挿入する際には，最善の注意をし，不用意に患児を驚かせることのないようにする．診療が終わると，患児によっては相当なストレスが溜まっている場合があるので，そのストレスを残したまま帰宅させずに発散させて帰宅させたり，あるいは患児が頑張ったことをほめて帰宅させることで次回の診療にスムースに移行できる．保護者に対しては，治療後の注意点，薬剤を投与した場合には服用方法の指示，次回の診療内容の確認などを行い，治療が中断しないようにつねに動機づけを行っていく．

B. 予防業務

小児歯科において予防処置はすべての患児に必ず行われる．歯科衛生士の予防業務としては齲蝕活動性試験，刷掃指導，食事指導，フッ化物の局所塗布，歯面研磨，小窩裂溝塡塞など多岐にわたっている．

予防処置は歯科医師との連係により，患児の齲蝕活動性に基づき行われる．したがって患児個人個人の歯科衛生士業務記録を作成し，管理していくとよい．また小児の齲蝕は母親の口腔環境や保育状況に大きな影響を受けるため，母親に対する教育はかかせない．母親教育は母親教室のような集団で行う場合と，患児個人の齲蝕活動性に応じて個人的に行う方法がある．母親教育を行うにあたっては，わかりやすい言葉で論理的に話していくことが重要なので練習が必要である(図1-6)．

第2章
小児歯科学の基礎知識

2-1. 心身の発育

成長，発達，発育という言葉は時に同じ意味として用いられることがあり，区別しにくい．成長とは形態が大きくなったり重量が増加するような量的に測定できる生物学的変化をいい，発達とは精神や運動機能のように機能の複雑性が増大していくことであり，量的に測定することはできない．発育とは成長と同様に用いられる場合と，成長と発達を含めて用いられる場合がある．

A．小児の発育段階

a．発育期の分類

ひとくちに小児といっても発育段階により表現がことなっている．小児科領域では発育段階を次のように分けている．

出生前期：0（受精）～280（出生）
　　　　　　（受精）（出生）
　受精卵：0～14日
　胎　芽：14～9週
　胎　児：9週～出生
新生児期：出生～4週
　乳児期：0～1年
　幼児期：1～6年
　学童期：6～12年
青少年期：♀ 8ないし10～18歳
　　　　　♂ 10ないし12～20歳
　思春期：♀ 13歳
　　　　　♂ 15歳

一方，小児歯科領域では上記の分類に加えて，歯の萌出状態により以下のようにわけている．
　無　歯　期：乳歯の萌出がみられない時期
　乳歯萌出期：乳歯萌出開始から全乳歯の萌出が完了するまで
　乳歯列期：乳歯列完成後，最初の永久歯が萌出するまで
　混合歯列期：永久歯の萌出が開始し，乳歯と永久歯が混在する時期
　永久歯列期：全乳歯が脱落し，永久歯列になった時期

b．発育の特徴

小児が発育する過程には以下の一般的原則がみられる．

1）発育は秩序正しく一定の順序で進む．たとえば，小児は座る，立つ，歩くの順序で発育していく．

2）発育は連続的であるが一定の速度で進行しない．ある時期は早く，またある時期は遅くなる．たとえば身長はスパートの時期と落ち着いた時期がある．

3）発育には感受期と臨界期があり，その時期に発育の障害があると永続的な欠陥や機能障害を残すことになる．

4）発育には基本的な方向性がある．
　①頭部から尾部：
　　頭部に近い部分が身体下部より先に発育する．

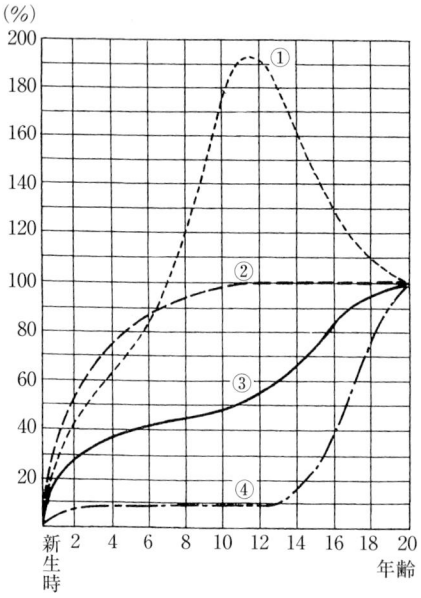

図2-1 身体組織器官の発育形式(Scammonの臓器発育曲線). ①リンパ型:胸腺, リンパ腺, ②神経型:脳, 脳頭蓋, 脊髄, ③一般型:筋肉, 骨格, 顎顔面, ④生殖器型:睾丸, 子宮, 卵巣.

②中枢から末梢へ:
　身体の中心部が末梢部よりも先に発達する.
③粗大運動から微細運動へ:
　粗大で不器用な運動から細かい運動ができるように発達する.
④変異の増大:
　発育が進むほど個人差がはっきり出てくる.

B. 器官の発育形式

発育はその原則に従い連続性はあるが速度は一定して進行せず, さらに各器官によりそのパターンが異なっている. Scammonは身体の各器官の発育曲線を以下の4つの主要な型で示している(図2-1).

a. 神経型

脳の発育と関係が深く, 幼児期に速やかに発育し6歳頃にはほぼ90%に達する. 脳, 脳頭蓋, 顔面頭蓋の上顎骨, 脊髄, 感覚器などがこの型に含まれる.

b. 一般型

乳幼児期と思春期に著明な発育がみられるS字状曲線(ジグモイドカーブ)を示す. 筋肉, 骨格, 身長, 体重, 顎顔面の発育がこの型に含まれる.

c. リンパ型

幼児期から学童期にかけて急速発育がみられ, 12歳頃に最高に発育しその後衰退する. 胸腺, リンパ腺, 内分泌などの発育がこの型に含まれる.

d. 生殖器型

思春期(女子では13歳頃, 男子では15歳頃)に入って急速な発育がみられる. 睾丸, 卵巣, 子宮などの発育がこの型に含まれる.

C. 発育状態の評価

a. 身長, 体重, 発育指数

一般的な発育状態の評価法として身長と体重が測定される. とくに身長は個体の栄養状態の影響を受けにくいことから, 発育の指標としてよく用いられる. 一方, 体重は栄養状態に大きく影響を受けるので, 身長とのつりあいで栄養状態の判定に用いられる. 身長と体重を組み合わせて栄養状態を評価する発育指数として以下の2つがある.

1)カウプ指数

乳幼児の発育評価に用いられ, 以下の式から指数を求める.

$$体重(Kg)／身長(cm)^2 \times 10^4$$

求められた指数が, 22以上は太り過ぎ, 22～19は優良, 19～15は正常, 15～13はやせ, 13～10は栄養失調, 10以下は消耗症と評価する.

2)ローレル指数

学童期以後の小児の発育評価に用いられ, 以下の式から指数を求める.

$$体重(Kg)／身長(cm)^3 \times 10^7$$

求められた指数が, 160以上は太り過ぎ, 160

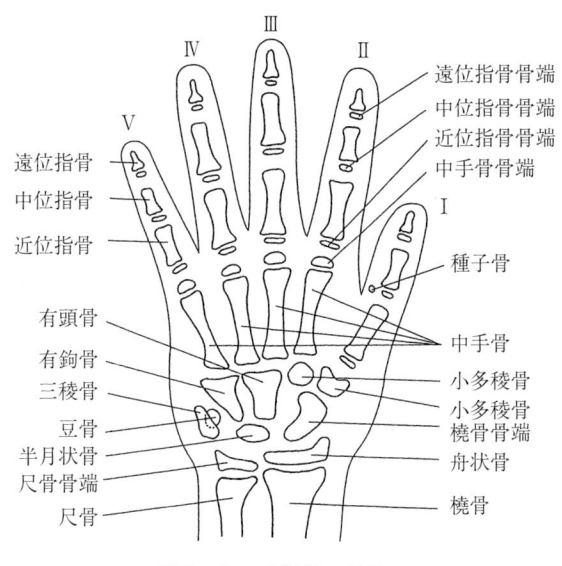

図2-2 手根骨の骨核.

表2-1 手根骨の骨核の化骨数

年齢(歳)	1～3	4	5	6～8	9～12
化骨数	0～3	4	5	6～8	9～10

～145は肥満型，145～115は中等度，115～100はやせ型，100未満はやせすぎと評価する．

b．生理的年齢

発育の評価法の代表的なものに年齢があり，一般的には出生日からの暦年齢を用いている．一方，暦年齢に対して各個体の成長の度合いを生物学的に評価する方法として生理的年齢がある．

1）骨年齢

骨の成長，成熟度をあらわす生理的年齢をいう．骨年齢は左側手根骨のエックス線写真により，骨核の数，大きさ，形，骨化度などにより判定される．手根骨の化骨数は暦齢にほぼ一致している（図2-2，表2-1）．

2）歯齢

歯の萌出状態や石灰化状態により評価する生理的年齢をいう．歯の萌出状態はHellmanの咬合発育段階を基準とした方法がよく用いられ

表2-2 Hellmanの咬合発育段階

ⅠA	乳歯未萌出期
ⅠC	乳歯咬合完成前
ⅡA	乳歯咬合完成期
ⅡC	第一大臼歯および前歯萌出開始期
ⅢA	第一大臼歯萌出完了あるいは前歯萌出中または萌出完了期
ⅢB	側方歯群交換期
ⅢC	第二大臼歯萌出開始期
ⅣA	第二大臼歯萌出完了期
ⅣC	第三大臼歯萌出開始期
ⅤA	第三大臼歯萌出完了期

る（表2-2）．また石灰化状態はNollaの歯の石灰化段階によるもの（図2-3）や，Lautersteinによる下顎第一大臼歯の歯根の石灰化度から求める歯根年齢によるものが用いられている（表2-3）．

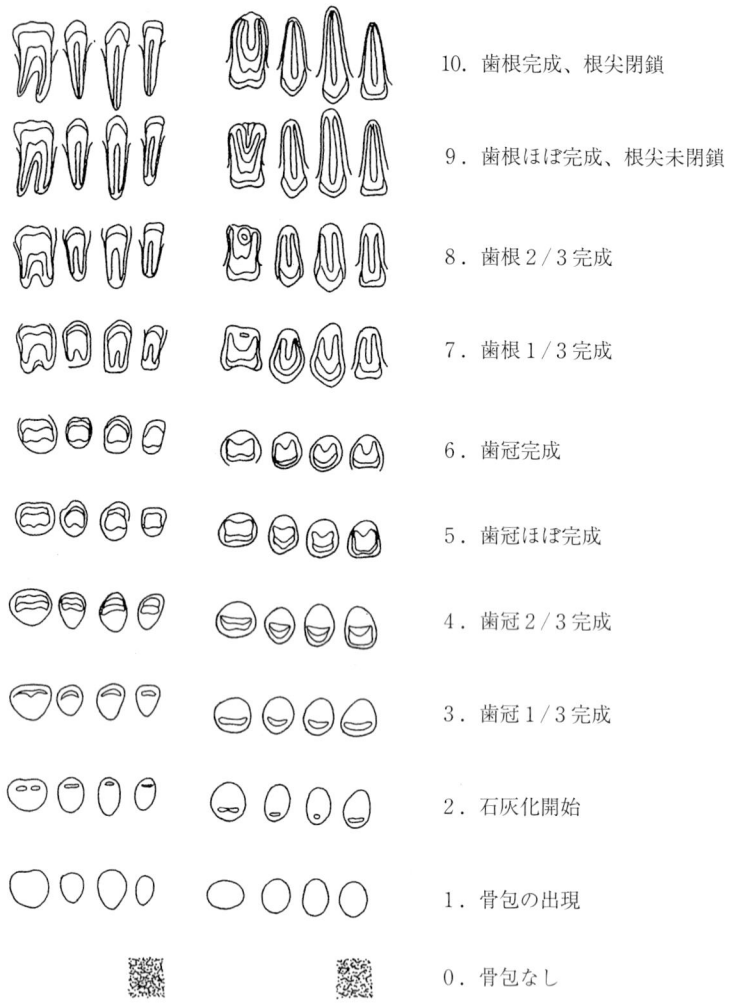

図2-3 歯の石灰化段階(Nolla).

表2-3 歯根年齢(Lauterstein)

年齢(歳)	下顎第一大臼歯の石灰化度
3	歯冠完成,歯根未完成
4	1～2mm歯根完成
5	2～3mm歯根完成
6	根分岐部より3mm以下歯根形成
7	根分岐部より4mm以上歯根形成
8	根尖孔はまだ開いているが全歯根長はほぼ完成
9	根尖孔閉鎖

3)第二次性徴年齢

初潮,乳房の発育,恥毛,腋毛の発生などから発育を評価する方法

D. 情動の発達

情動とは情緒と同義語で,怒り,恐れ,喜び,悲しみなどの感情の動きをいう.幼児は感情が先に発達し理解力が遅れて発達するため,行動が情緒的になる傾向が強い.情動の発達は興奮から分化することから始まり,主な情緒は幼児期に分化する.5歳頃になると成人にみられる

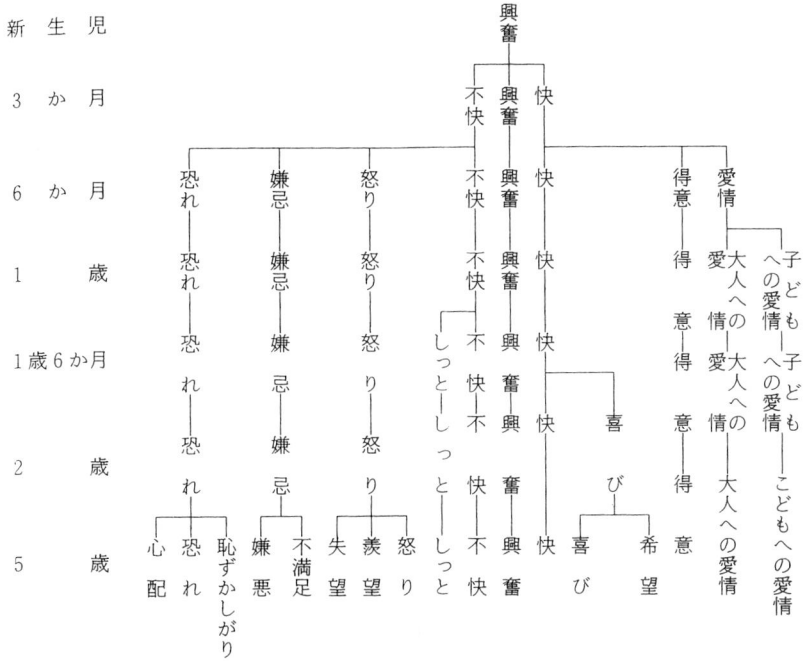

図2-4 小児の情緒の発達（Bridges）．

情動がそろう（図2-4）．情動の発達程度を知っておくことは小児患者に対応するうえで必要である．

E．感覚の発達

a．視覚

光に対する反応は出生時から備わっており，生後1～2か月たつと光やものを目で追うようになる．7～8か月たつと母親の顔が区別できるようになり人見知りが始まる．また視力は乳児期では弱いが，3歳頃には成人と同程度の視力を獲得する．この頃には色の区別もできる．

b．聴覚

新生児は大きな音には反応するが，小さな音を聞き取ることはできない．4～6か月たつと，音のする方向がわかるようになる．

c．味覚

味覚はかなり早期から発達する．とくに甘味に対する味覚は鋭い．したがって，成人が甘味を感じないものでも小児には十分甘く感じるので，間食指導の際には注意が必要である．

d．臭覚

新生児では非常に弱く，2～3歳頃になると不快な臭気に反応する．

F．言語機能の発達

言語の発達は脳の発達と密接に関連するとともに，周囲の環境による学習に大きく影響を受ける．患児の言語の発達程度は対応方法の大きな決定因子となる．言語の発達過程は以下の5段階に分けられる．

a．準備期

新生児のうちは泣き声だが3～4か月頃から意味のない音声（喃語）を発する．

b．第一期

1歳頃に片言をしゃべり始め，意味のある簡

表2-4　幼児の語彙数の発達(久保)

年齢(歳)	語彙総数	増加数
2	295	—
3	836	591
4	1,675	788
5	2,050	375
6	2,289	239

表2-5　小児の生理的特徴－呼吸－

時期	呼吸数
新生児	40〜50/分
乳児	30〜40/分
6歳児	25/分
8歳児	20/分
14歳児	18/分
成人	16〜18/分

表2-6　小児の生理的特徴－体温－

時期	平均値	腋窩温度範囲
新生児	37.1	36.7〜37.5
乳児	37.0	36.8〜37.3
幼児	37.0	36.6〜37.8
学童	37.0	36.5〜37.5

(℃)

単な単語(パパ,ママなど)で要求を伝えようとする(1語文).

c. 第二期

2歳頃には簡単な単語をつなげてしゃべるようになる(2語文).名詞のほかに動詞,形容詞を使うようになる.

d. 第三期

2歳6か月頃には,動詞の現在,過去,未来を区別して使うようになり会話の基礎ができる.疑問文を使うようになるのもこの頃である.

e. 第四期

3歳〜4歳になるともっとも語彙数が増加し会話が成立してくる(**表2-4**).5歳頃には発音もしっかりする.

G. 運動機能の発達

運動機能は発育の原則に従って,粗大な運動の発達から微細な運動の発達へ移行していく.

a. 粗大運動の発達

首の座り	3〜4か月
おすわり	6〜7か月
つかまり立ち	10か月
一人歩き	15か月

b. 微細運動の発達

手で物をつかむ	3か月
指先で物をつかむ	9か月
コップで飲む	1歳6か月
箸で食事	3〜4歳頃

H. 生理的特徴

小児の生理的特徴は発育段階により異なり,発育に伴って成人の生理的特徴に近づいていく.

a. 呼吸

乳児は胸郭が未成熟なため腹式呼吸をしている.幼児になると胸腹式呼吸となり,10歳をすぎると成人の胸式呼吸が完成する(**表2-5**).

b. 体温

小児は体温調節機能が未熟なため,食事や号泣により上昇しやすい.平熱は成人より高く,1日のうちに0.6〜0.8度変動する(**表2-6**).

c. 脈拍

低年齢児ほど頻脈で呼吸性不整脈がみられることがある(**表2-7**).

d. 血圧

小児の心臓は体重に対する割合が大きく,血管壁の硬化も成人より少ないので血圧は成人より低い(**表2-8**).

表2-7 小児の生理的特徴－脈拍－

時期	平均値	正常範囲
新生児	140	70～170
乳児	120	70～160
4歳児	100	80～120
8歳児	90	70～110
12歳児	80	70～100
成人	70	60～90

表2-8 小児の生理的特徴－血圧－

時期	最高	最低
新生児	55～65	35～45
乳児	60～70	40～60
幼児	80～95	50～65
学童	90～105	50～70

(mmHg)

表2-9 小児の正常血液像

年齢	血色素量(g/100ml) 平均	標準偏差	赤血球数(×10⁶) 平均	標準偏差	ヘマトクリット(％) 平均	網赤血球数(％) 標準偏差	白血球数(mm³) 平均	顆粒球(％) 平均	リンパ球(％) 平均	単球(％) 平均
出生時	17.1	1.5	4.9	0.4	53	5	3.0	20,000	70	20	10
1歳～1歳6か月	11.7	0.8	4.3	0.2	36	2	0.5	11,000	40	54	6
3～4歳	13.2	0.8	4.4	0.3	40	3	0.5	10,000	45	49	6
10～11歳	14.0	0.9	4.5	0.3	42	2	0.5	8,000	62	32	6
大人	16.5	0.8	5.4	0.3	48	2	0.5	7,000	65	29	6

e.血液

発育に伴う変化は赤血球，白血球，血色素などの血液像により異なる．学童期には成人の値になる(表2-9)．

2-2．歯の発育異常

A．歯の発育時期と異常

a．歯の発育段階

数の異常，形態の異常，構造の異常，萌出の異常などの歯の発育異常は，歯の発育段階のどの時期に障害を受けたかによって異なる．

歯の発育段階は，SchourとMasslerが歯のライフサイクルとして，以下のように大きく6段階に過程をわけている(図2-5)．さらに，SchourとMasslerは歯の発育段階と年齢についても歯種別に報告し，臨床に応用されている(表2-10)．

1)成長期

①開始期(蕾状期)：口腔上皮から歯胚の形成が始まる時期．

②増殖期：細胞の増殖とエナメル器が発生する時期(帽状期)．

③組織分化期：細胞が分化する時期(鐘状期)．内エナメル上皮はエナメル牙細胞になり，歯乳頭周囲の細胞が象牙芽細胞になる．

④形態分化期(鐘状期)：歯冠と歯根の大きさと形態が決まる時期．

⑤添加期：エナメル質基質と象牙質基質が添加される時期．

2)石灰化期

カルシウム塩の沈着により歯質が徐々に硬化する時期．

3)萌出期

歯が口腔内に萌出し，咬合位に達するまでの時期．この時期は臨床的萌出期とされ，顎骨内

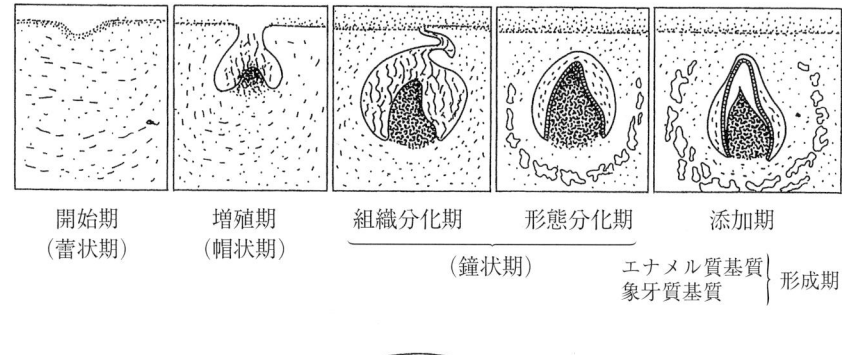
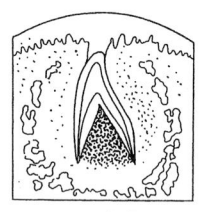
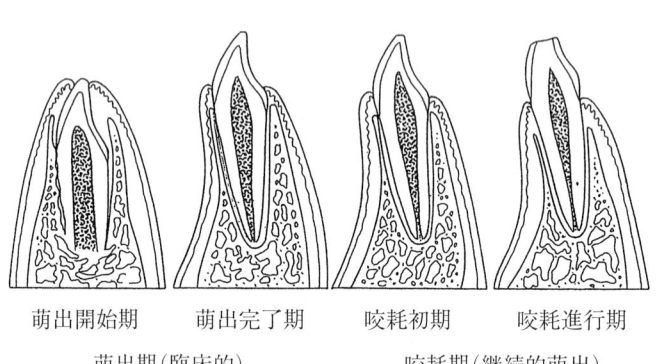

図2-5 歯のライフサイクル(Schour and Massler).

での歯槽頂方向への移動は骨内萌出期として区別している．

4）咬耗期

機能することにより咬耗する時期．

5）吸収期

破歯細胞によって乳歯根が吸収される時期．

b．歯の異常

SchourとMasslerによる歯の発育段階にお

ける発育障害をまとめた表を示す(**表2-11**)．

B．歯数の異常

歯の発育段階で開始期および増殖期の障害に起因し，歯数が不足する場合と過剰になる場合がある．

a．歯数の不足

歯が先天的に欠如する場合を無歯症と呼び，

表2-10 ヒトの歯の発育段階と年齢(Schour and Massler)

乳歯

歯種	歯胚形成	石灰化開始	出生時の歯冠形成量	歯冠完成	萌出	歯根完成	根吸収開始	脱落
A	胎生7週	胎生4～4 1/2月	5/6 3/5	1 1/2～2 1/2月	7 1/2月 6月	1 1/2年	4年	6～7年
B	胎生7週	胎生4 1/2月	2/3 3/5	2 1/2～3月	9月 7月	1 1/2～2年	5年	7～8年
C	胎生7 1/2週	胎生5月	1/3	9月	18月 16 1/2月	3 1/4年	7年	9～12年
D	胎生8週	胎生5月	咬頭融合	5 1/2～6月	14月 12月	2 1/2年	8年	9～11年
E	胎生10週	胎生6月	咬頭頂孤立	10～11月	24月 20月	3年	8年	10～12年

永久歯

歯種	歯胚形成	石灰化開始	出生時の歯冠形成量	歯冠完成	萌出	歯根完成
1	胎生5～5 1/4月	3～4月	0	4～5年	7～8年 6～7年	9～10年
2	胎生5～5 1/2月	10～12月 3～4月	0	4～5年	8～9年 7～8年	10～11年
3	胎生5 1/2～6月	4～5月	0	6～7年	11～12年 9～10年	12～15年
4	出生時	1 1/2～3年	0	5～6年	10～11年 10～12年	12～13年
5	7 1/2～8月	2～2 1/2年	0	6～7年	10～12年 11～12年	12～14年
6	胎生3 1/2～4月	出生時	痕跡	2 1/2～3年	6～7年 6～7年	9～10年
7	8 1/2～9月	2 1/2～3年	0	7～8年	12～13年 11～13年	14～16年
8	3 1/2～4月	7～10年	0	12～16年	17～21年	18～25年

表2-11 歯の発育段階と発育障害(Schour and Massler)

発育段階		障害の特徴	疾患
成長期	開始期および増殖期	歯数の異常	歯の欠如 過剰歯
	組織分化期	構造の異常	エナメル質形成不全 象牙質形成不全
	形態分化期	歯の大きさと形態の異常	円錐歯(栓状歯) 巨大歯 ハッチンソンの歯 矮小歯 癒合歯 タウロドント(長胴歯)
	添加期	量の異常	エナメル質減形成 象牙質減形成
石灰化期		硬さの異常	石灰化不全 斑状歯,エナメル質軟化症
萌出期		萌出の異常	早期萌出 生歯困難 萌出遅延 低位歯 埋伏歯 異所萌出

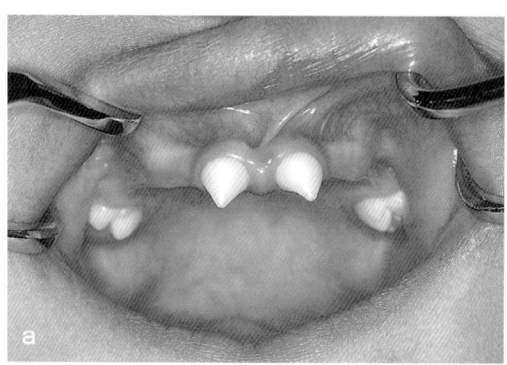 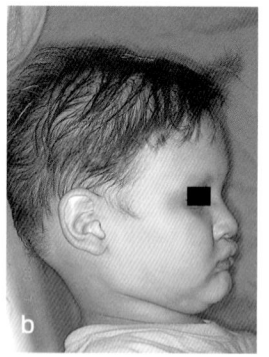

図2-6 外胚葉異形成症による無歯症. **a**. 口腔内は部分的に歯の欠如がみられる. **b**. 頭髪,眉毛がうすい特徴的な顔貌.

全歯が欠如する全部性無歯症と部分的に多数歯の欠如がみられる部分性無歯症がある.このような多数歯の先天欠如は全身疾患との関連が深く,とくに外胚葉異形成症の特徴のひとつとなっている(図2-6).また1〜2歯の欠如は別に先天欠如と呼び,系統発生学的退化現象や遺伝的要因が原因と考えられている.先天欠如は乳歯より永久歯に多くみられ,とくに退化傾向として,側切歯,第二小臼歯,第三大臼歯などの,切歯群,側方歯群,臼歯群の各群の遠心の歯が欠如する傾向が強い(図2-7).無歯症や先天欠如がある場合には長期にわたる計画的な咬合誘導が必要である.

第2章 小児歯科学の基礎知識　15

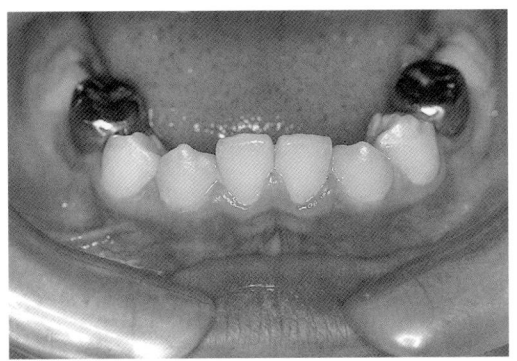

図2-7　歯の先天欠如．下顎左右側切歯が欠如している．

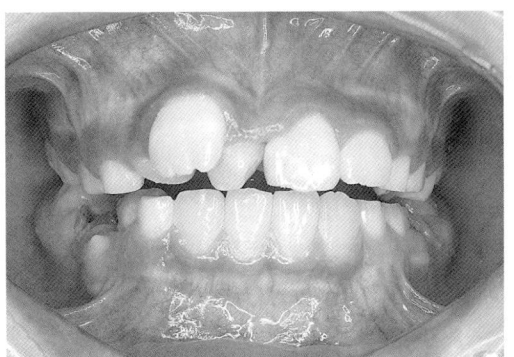

図2-8　過剰歯．上顎正中部の過剰歯．別名，正中歯と呼ばれる．

b．歯数の過剰

　正常の歯数より多く形成された歯を過剰歯という．乳歯列より永久歯列に多くみられ，とくに上顎正中部に発現することが多く，上顎正中部の過剰歯を別に正中歯と呼んでいる（図2-8）．

　形態や大きさは円錐状，栓状，蕾状で小さいことが多い．過剰歯のうち顎骨内に存在するものを埋伏過剰歯と呼ぶ．

C．形態の異常

　歯の発育段階で形態分化期の障害に起因し，以下のようなものがあげられる．

a．矮小歯（円錐歯，栓状歯）

　歯冠部の大きさが平均より著しく小さい歯．

b．巨大歯

　歯冠部の大きさが平均より著しく大きい歯．

c．癒合歯（広義）

　乳歯および永久歯において2歯以上の歯が癒合した歯で，その結合状態により3種類に分けられる．ふたつの歯胚がセメント質で結合したものを癒着歯，象牙質およびエナメル質で結合したものを融合歯（狭義の癒合歯），ひとつの歯胚が分裂したもの，あるいは過剰な歯胚と結合したものを双生歯と呼ぶ．乳前歯部に出現することが多く，永久歯列期では後継永久歯胚の存

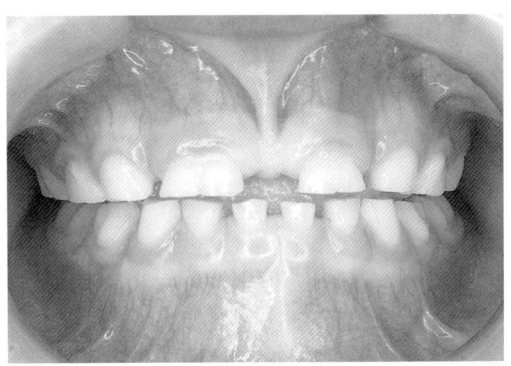

図2-9　癒合歯．上顎乳中切歯と乳側切歯が癒合している．

在する場合には叢生に，欠如している場合には空隙歯列となり，いずれにしても永久歯列で歯列不正となる可能性が高い（図2-9）．

d．ハッチンソンの歯

　先天梅毒が原因の形態異常歯で，上顎中切歯の切端に半月状の切痕がみられる．

e．結節の異常

1）切歯結節（基底棘）

　切歯の基底結節が過剰に発育したもの．

2）カラベリー結節

　上顎大臼歯，第二乳臼歯の近心舌側咬頭の舌側面に出現する結節．

3）臼傍結節

　上下顎小臼歯，大臼歯の頰側面に出現する結節．

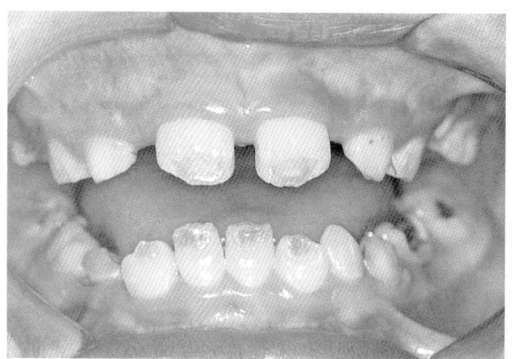

図2-10 エナメル質形成不全症．障害のあった時期に形成中であった部位に形成不全が認められる．

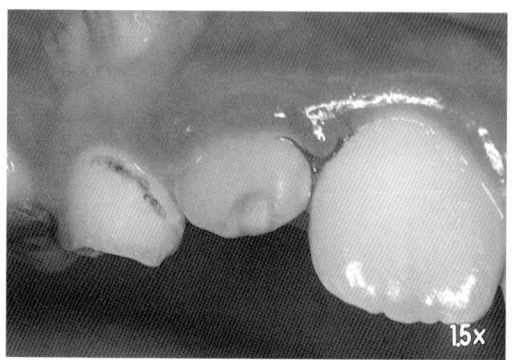

図2-11 ターナー歯．上顎乳側切歯の炎症に起因した側切歯の減形成．

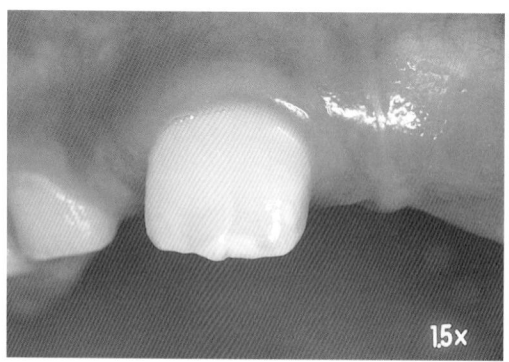

図2-12 エナメル質石灰化不全．上顎乳中切歯の外傷に起因した中切歯の白斑．

4）プロトスタイリッド
下顎大臼歯の近心頰側面に出現する結節．

5）中心結節
臼歯，小臼歯の咬合面に出現する結節．咬合時に破折すると，歯髄炎や根尖性歯周炎に波及することがある．

6）タウロドント（長胴歯）
歯髄腔が長く，歯根部が短い歯髄腔の形態異常歯で，下顎第一乳臼歯によくみられる．

D．構造の異常

歯の発育段階の組織分化期，添加期，石灰化期の障害に起因し，以下のようなものがあげられる．

a．エナメル質形成不全症
組織分化期の障害による遺伝性疾患で，口腔内で多数歯にわたりエナメル質の形成不全がみられる（図2-10）．

b．象牙質形成不全症
組織分化期の障害による遺伝性疾患で，口腔内で多数歯にわたり象牙質の形成不全がみられる．骨形成不全症の一症候として発現することが多い．オパール様の光沢を呈する．

c．エナメル質減形成
添加期，石灰化期の障害に起因するもので，胎生期や乳幼児期の疾患や栄養障害などの全身的原因によるものと，先行乳歯の齲蝕や外傷などの局所的な原因によってその後継永久歯に出現するものがあげられる．したがって全身的原因による場合には多数歯にわたって減形成が出現するが，局所的原因の場合には障害が加わった歯のみに出現する．とくに後者のような局所的な原因で後継永久歯に出現したものをターナーの歯と呼んでいる（図2-11）．

d．エナメル質石灰化不全（低石灰化）
石灰化期の障害に起因するもので，エナメル質減形成と同様に全身的原因と局所的原因によるものがある．先行乳歯の齲蝕や外傷など局所的な原因による場合，後継永久歯の歯冠部に白斑がみられることがある（図2-12）．

表2-12 乳歯の萌出時期(日本小児歯科学会 1988)

歯種		男子		女子	
		平均値	標準偏差	平均値	標準偏差
上顎	乳中切歯	10か月	1か月	10か月	1か月
	乳側切歯	11か月	1か月	11か月	2か月
	乳犬歯	1年6か月	2か月	1年6か月	2か月
	第一乳臼歯	1年4か月	2か月	1年4か月	2か月
	第二乳臼歯	2年5か月	4か月	2年6か月	4か月
下顎	乳中切歯	8か月	1か月	9か月	1か月
	乳側切歯	1年0か月	2か月	1年0か月	2か月
	乳犬歯	1年7か月	2か月	1年7か月	2か月
	第一乳臼歯	1年5か月	2か月	1年5か月	1か月
	第二乳臼歯	2年3か月	3か月	2年3か月	4か月

e. 斑状歯

石灰化期に過剰なフッ素を含有する飲料水を長期間にわたって摂取することで起こる石灰化不全をいう．したがって出現には特定の地域性がある．

E. 色調の異常

成因には以下のような内因性と外因性のものがあげられる．

a. 内因性着色

1) 青緑色：重症新生児黄疸
2) 青紫色：新生児メレナ
3) 黄色，暗褐色：テトラサイクリン系抗菌剤の長期間の服用

b. 外因性着色

1) 褐色：口腔清掃の不良
2) 黒色：フッ化ジアンミン銀の塗布

F. 萌出の異常

a. 萌出時期の異常

萌出時期の異常は，対側同名歯の萌出状態や個々の歯の平均的な萌出時期などから診断されることが多い．日本小児歯科学会による日本人の乳歯および永久歯の平均萌出時期を表に示す(表2-12,13)．

萌出時期の異常としてはこれらの平均的な時期から著しく早いものと遅いものがあげられる．

1) 早期萌出

早期萌出歯のうち，出生時にすでに萌出していた歯を出産歯と呼び，出生時は未萌出であったが出生後1か月以内に萌出してきた歯を新生歯と呼んでいる．これらの歯を総称して先天歯という．先天歯が母親の授乳障害や本人の舌下部の潰瘍形成(リガ・フェーデ病)の原因となる場合には処置が必要である．

2) 萌出遅延

それぞれの歯の正常な平均萌出時期から，1年以上経過しても萌出しない場合を萌出遅延という．原因としては，全身的なものとして内分泌障害，無汗型外胚葉異形成症，ダウン症候群，鎖骨頭蓋異骨症などがある．また局所的なものとしては歯胚の位置異常，歯肉の肥厚，萌出余地の不足，先行乳歯の晩期残存や外傷などがある．局所的なものに対しては原因の除去により萌出を促す(図2-13)．

表2-13 永久歯の萌出時期（日本小児歯科学会 1988）

歯種		男子		女子	
		平均値	標準偏差	平均値	標準偏差
上顎	中切歯	7年3か月	8か月	7年0か月	7か月
	側切歯	8年5か月	8か月	8年0か月	8か月
	犬歯	10年10か月	1年1か月	10年2か月	11か月
	第一小臼歯	10年0か月	1年1か月	9年4か月	1年0か月
	第二小臼歯	11年1か月	1年1か月	10年7か月	1年3か月
	第一大臼歯	6年8か月	8か月	6年7か月	8か月
	第二大臼歯	13年3か月	1年0か月	12年9か月	1年4か月
	第三大臼歯	17年4か月	9か月	17年8か月	6か月
下顎	中切歯	6年3か月	7か月	6年1か月	6か月
	側切歯	7年3か月	8か月	7年0か月	9か月
	犬歯	10年2か月	11か月	9年3か月	9か月
	第一小臼歯	10年2か月	1年1か月	9年7か月	11か月
	第二小臼歯	11年4か月	1年3か月	10年9か月	1年4か月
	第一大臼歯	6年5か月	8か月	6年2か月	7か月
	第二大臼歯	12年5か月	1年2か月	11年8か月	1年1か月
	第三大臼歯	17年3か月	10か月	17年5か月	9か月

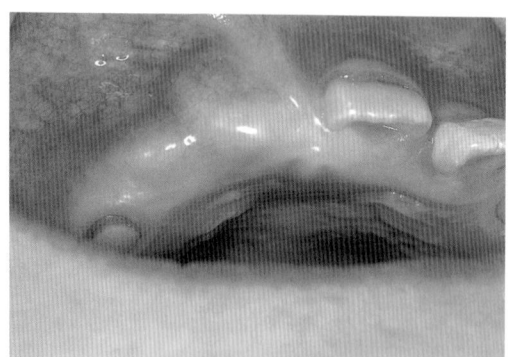

図2-13 萌出遅延．上顎右側中切歯，側切歯部の歯肉が肥厚しているために萌出が遅延している．反対側同名歯はすでに萌出している．

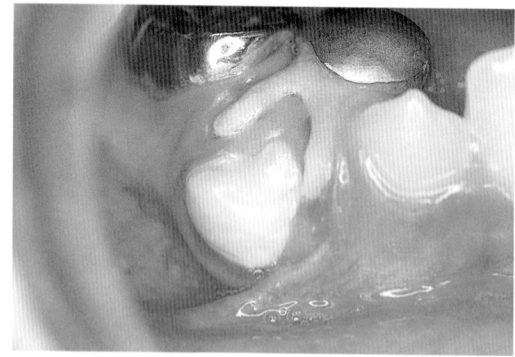

図2-14 晩期残存による萌出異常．下顎右側第一乳臼歯は歯根の吸収もなく晩期残存しているため，後継永久歯の第一小臼は頰側へ萌出してきた．

3）生歯困難

乳歯で多くみられ，萌出性囊胞などが原因で萌出が困難となった場合をいう．

b．萌出方向の異常

1）乳歯の晩期残存による萌出方向の異常

先行乳歯が後継永久歯の萌出時期になっても脱落しない場合には，後継永久歯は先行乳歯をさけて異常な位置へ萌出することがある．しかし，残存している乳歯を除去することで後継永久歯は自然に正常な位置へ萌出することが多い（図2-14）．

2）異所萌出

本来萌出すべき位置以外に萌出した歯をいう．とくに上顎第一大臼歯は萌出軌跡の関係から第二乳臼歯の歯根を吸収，脱落させ，本来第二小臼歯が萌出する場所に萌出することがある．原

因としては，歯胚の位置・方向の異常，顎骨と歯の大きさの不調和などがあげられる．

c．萌出量の異常

1）低位乳歯

かつて咬合線に達していた歯が，なんらかの原因により咬合線より低位に沈んだ歯や，萌出期の障害により低位となった歯をいう．

下顎の第一乳臼歯，第二乳臼歯に好発する．原因としては乳歯根の骨性癒着，後継永久歯の欠如，隣接して萌出する永久歯の圧迫，歯槽骨の発育不全などがある（**図2-15**）．

2）埋伏歯

萌出時期を過ぎても，歯冠の全部あるいは一部が口腔粘膜下や顎骨内にとどまり萌出しないものをいう．原因は萌出遅延の原因と同様であるが，処置としては埋伏歯の牽引誘導や抜歯が行われる．

G．歯の交換の錯誤

乳歯と永久歯の一般的な萌出順序を表に示す（**表2-14,15**）．乳歯の場合には萌出順序が異なる症例は非常に稀であるが，永久歯の場合には順序が変化することが多い．とくに側方歯群では，交換順序により犬歯の唇側転位などの歯列不正が起こることがある．また第二小臼歯よりも第二大臼歯が早く萌出した場合には，第一大

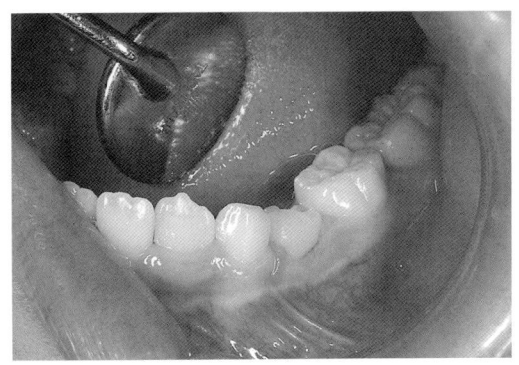

図2-15 低位乳歯．下顎左側第一乳臼歯は咬合線より低位になっている．

臼歯の近心移動により第二小臼歯の萌出余地が失われることになるので注意が必要である．

2-3．歯列および咬合の発育

A．無歯期の特徴（Hellmanの歯齢ⅠA期）

a．顎間空隙

乳歯がまだ萌出していない無歯期では，咬合すると第一乳臼歯の萌出相当部位の歯槽堤で上下顎が接触し，前方部の歯槽堤は接触せず空隙がみられる．この空隙を顎間空隙という．この空隙は乳切歯の萌出により消失する．またこの時期には下顎は上顎に対して約3mm遠心に位置するが，乳切歯萌出に伴いその差は少なくな

表2-14 乳歯の萌出順序（日本小児歯科学会 1988）

順序	1	2	3	4	5	6	7	8	9	10
上顎		A	B		D		C			E
下顎	A			B				C		E

表2-15 永久歯の萌出順序（日本小児歯科学会 1988）

順序	1	2	3	4	5	6	7	8	9	10	11	12	13	14	15	16
上顎			6	1		2		4		3	5			7		
下顎	1	6		2			3		4			5	7			

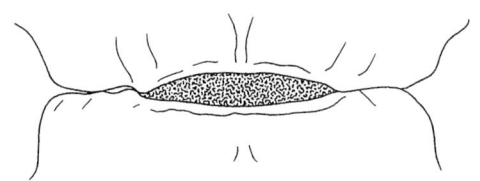

図2-16 無歯期の歯列前方部にみられる顎間空隙（Clinch, L.M., 1954）.

る（図2-16）.

B. 乳歯列期の特徴（Hellmanの歯齢ⅡA期）

2歳6か月頃にはすべての乳歯が萌出し乳歯列が完成する．乳歯列が完成し永久歯が萌出を開始する6歳頃までは，20本の乳歯により口腔機能が営まれる．この時期を乳歯列期という．乳歯列期には永久歯列とは異なる以下のような特徴をもっている．

a. 生理的歯間空隙

永久歯列においては歯間空隙の存在は不正のひとつと診断されるが，乳歯列においては生理的な歯間空隙が存在する場合が多く，乳歯より大きな永久歯を歯列内に受け入れるために役立っている．歯間空隙のある歯列を空隙型歯列（図2-17），歯間空隙のない歯列を閉鎖型歯列（図2-18）と呼び，閉鎖型歯列の割合は上顎で約3％，下顎で約10％と少ない．乳歯列にみられる生理的歯間空隙には霊長空隙と発育空隙のふたつがある．

1）霊長空隙

上顎では乳側切歯と乳犬歯，下顎では乳犬歯と第一乳臼歯との間にある空隙を霊長空隙という．霊長目動物にもみられることから霊長空隙と呼ばれている．

2）発育空隙

歯の大きさは変化しないが，顎の大きさは大きくなるため，乳歯列では発育に伴って歯間空隙がみられるようになる．この空隙を発育空隙と呼ぶ．とくに5歳頃になると上顎乳切歯部に多くみられる．

b. ターミナルプレーン

乳歯列の上下顎の近遠心的関係の診査は，上顎第二乳臼歯の遠心面に対する下顎第二乳臼歯の遠心面の位置関係により行う．この遠心面の位置関係をターミナルプレーン（最後端の平面）という．ターミナルプレーンは以下の3型に分けられる．

1）垂直型（vertical type）

上下顎第二乳臼歯遠心面が一平面で垂直であるもの（図2-19のa）

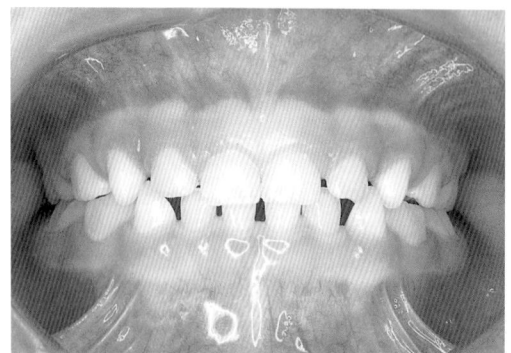

図2-17 空隙型歯列．空隙のうち上顎乳側切歯と乳犬歯の間，下顎乳犬歯と第一乳臼歯の間にある空隙を霊長空隙という．また顎の発育によりみられる空隙を発育空隙と呼ぶ．

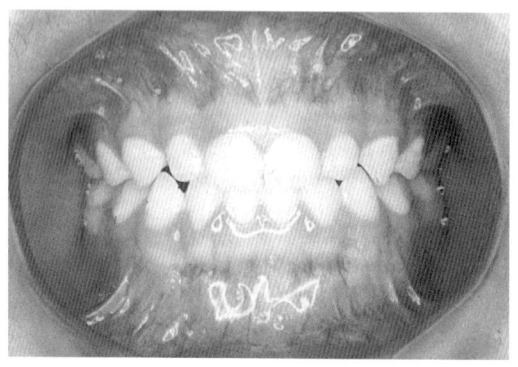

図2-18 閉鎖型歯列．

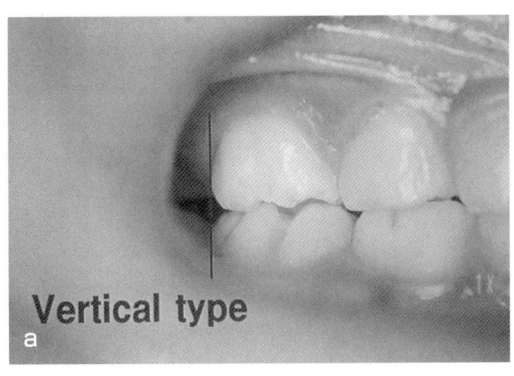
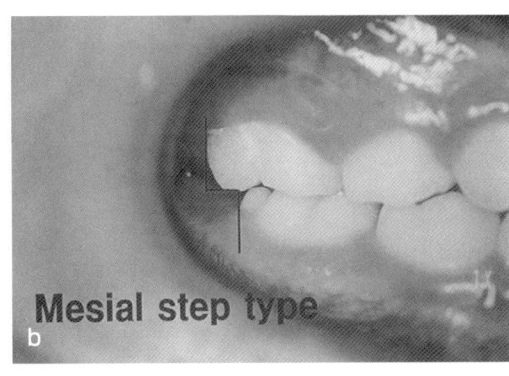
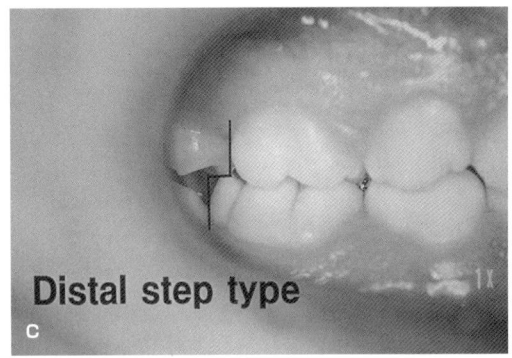

図2-19 ターミナルプレーンの3型. a：垂直型（vertical type），b：近心階段型（mesial step type），c：遠心階段型（distal step type）.

2）近心階段型（mesial step type）
下顎第二乳臼歯遠心面が上顎第二乳臼歯遠心面より近心位にあるもの（図2-19のb）

3）遠心階段型（distal step type）
下顎第二乳臼歯遠心面が上顎第二乳臼歯遠心面より近心位にあるもの（図2-19のc）

日本人では左右側とも垂直型のものが約60％認められ最も頻度が高い．ターミナルプレーンの型はその後方に萌出する第一大臼歯の咬合関係に影響を与え，とくに遠心階段型では第一大臼歯の咬合関係はアングルのⅡ級に推移する．

C．混合歯列期の特徴

a．第一大臼歯萌出期（Hellmanの歯齢ⅡC期）

1）第一大臼歯の萌出軌跡
第一大臼歯の萌出軌跡は上顎と下顎で異なる．上顎では，歯軸を最初は遠心方向へ向け萌出を開始し，そののち徐々に近心方向へ弧状に萌出してくる．一方下顎では，最初から歯軸を近心方向へ向けて萌出し始める．これは上顎の第一大臼歯に異所萌出が好発する原因となっている（図2-20）．

b．切歯萌出期（Hellmanの歯齢ⅢA期）

1）エスカレーター式交換
下顎の永久切歯は乳切歯の舌側から萌出を開始し，萌出しながら舌圧により唇側へ移動して歯列内に排列する．この萌出軌跡はエスカレーターの動きに似ていることからエスカレーター式交換と呼ばれている（図2-21）．

2）みにくいあひるの子の時代
（ugly duckling stage）
左右の上顎中切歯はそれぞれ遠心に向かって萌出を開始するため，正中離開の状態で萌出する．しかしこの正中離開は側切歯，犬歯の萌出により自然治癒し正常歯列になる．このような一過性の不正咬合を経て正常歯列になる変化を

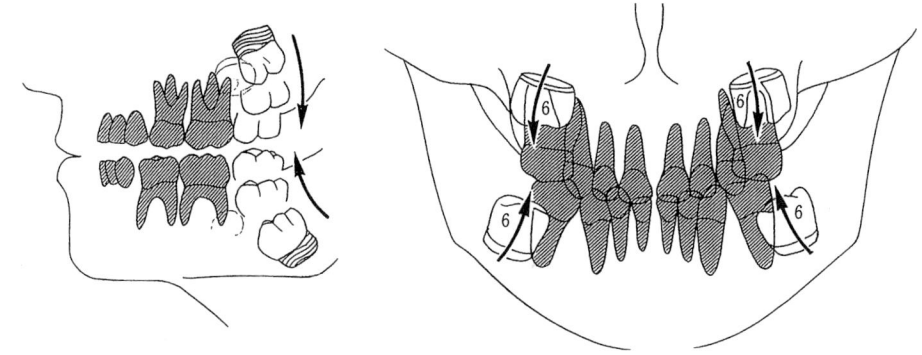

図 2-20 第一大臼歯の萌出軌跡(新小児歯科学). 第一大臼歯の萌出軌跡は上顎と下顎で異なる. 上顎では, 歯軸を最初は遠心方向へ向け萌出を開始し, そののち徐々に近心方向へ弧状に萌出してくる. 一方下顎では, 最初から歯軸を近心方向へ向けて萌出し始める.

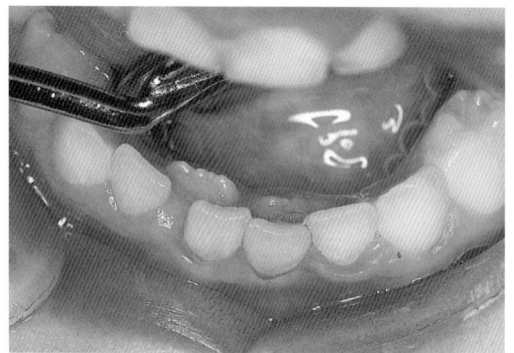

図 2-21 エスカレーター式交換(エスカレーション). 下顎の永久切歯は乳切歯の舌側から萌出を開始する.

アンデルセンの童話『みにくいあひるの子』にたとえて, この時期をみにくいあひるの子の時代と呼んでいる(図2-22, 23).

3) 前歯歯軸内角の変化

乳歯は永久歯に比べて垂直に植立している.

そのため乳切歯のオーバージェット, オーバーバイトはともに小さい. 一方, 永久切歯は唇側傾斜して萌出するので, 乳歯に比べてオーバージェット, オーバーバイトは大きくなり, 歯軸内角は乳歯より小さくなる(図2-24).

4) 永久前歯排列のメカニズム

小さな乳前歯が大きな永久前歯とスムースに交換するために以下の因子が働いている.

① 生理的歯間空隙の存在
② 乳犬歯間歯列弓の側方発育
③ 歯列弓の前方発育
④ 永久歯の唇側傾斜

c. 側方歯群交換期(Hellmanの歯齢ⅢB期)

側方歯群は側切歯と第一大臼歯の間の限られたスペースに萌出, 排列しなければならないので, 排列不正が起こりやすい.

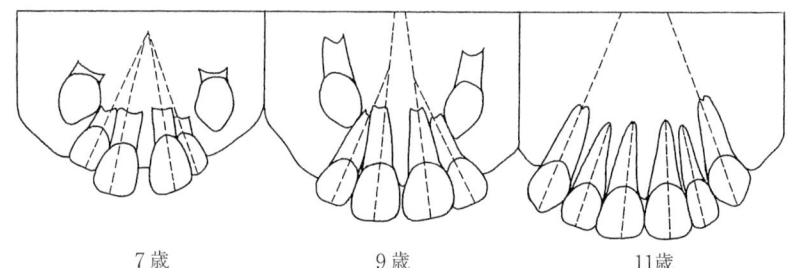

7歳　　　9歳　　　11歳

図 2-22 みにくいあひるの子の時代(Broadvent, B.H., 1937). 中切歯萌出時にみられる正中離開は, 側切歯, 犬歯の萌出により自然治癒する. このときの一過性にみられる不正の時期をみにくいあひるの子の時代と呼んでいる.

第2章 小児歯科学の基礎知識 23

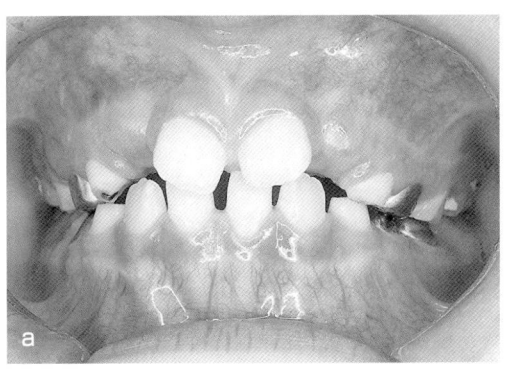
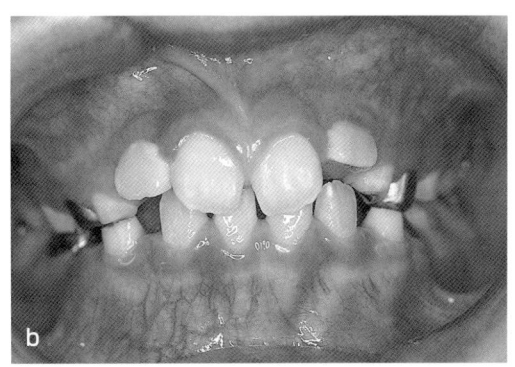
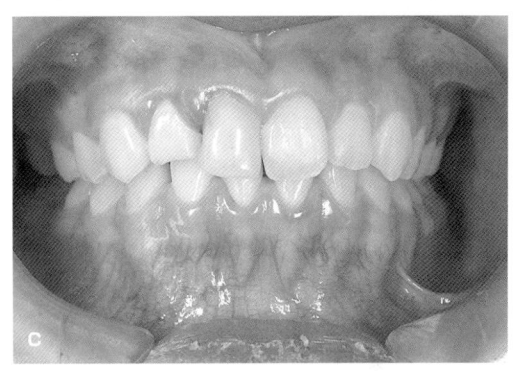

図2-23 正中離開の自然治癒．**a**：中切歯は正中離開を呈して萌出，**b**：側切歯の萌出により中切歯の正中離開はわずかに閉鎖，**c**：犬歯の萌出により閉鎖．

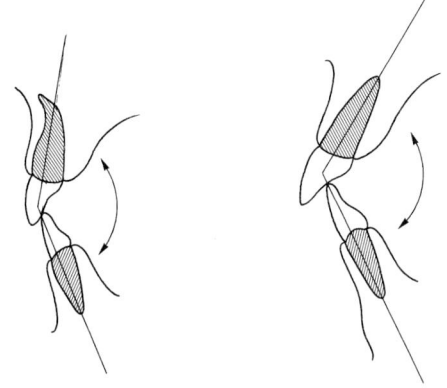

図2-24 乳前歯と永久前歯の歯軸内角のちがい．乳前歯は永久前歯にくらべ垂直に近く植立しているため，歯軸内角は永久歯にくらべて大きい．

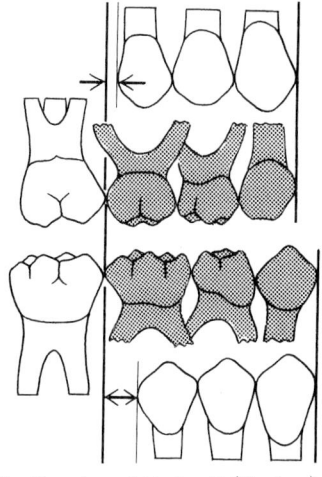

図2-25 リーウェイスペース（Graber）．側方歯群における乳歯の歯冠幅径の総和と永久歯の歯冠幅径の総和の差をリーウェイスペースという．リーウェイスペースは上顎で約1mm，下顎で約3mmある．

1）リーウェイスペース

　リーウェイスペースとは乳犬歯，第一乳臼歯，第二乳臼歯の歯冠近遠心幅径の総和とその後継永久歯の犬歯，第一小臼歯，第二小臼歯の歯冠近遠心幅径の総和の差をいう（図2-25）．先行乳歯のほとんどは後継永久歯より歯冠近遠心幅径が小さい．しかし，唯一第二乳臼歯においては第二小臼歯よりも大きい．その結果，リーウェイスペースは上下顎ともプラスとなる．側方歯群における先行乳歯と後継永久歯の歯冠近

遠心幅径の関係は以下のとおりである．

$$C<3 \quad D\fallingdotseq 4 \quad E>5$$
$$\Downarrow$$
$$C+D+E>3+4+5$$

リーウェイスペースは上顎で約1mm，下顎で約3mm存在し，永久歯列の正常排列に利用される．また第一大臼歯の咬合関係を決定する因子となる．

D. 永久歯列期の特徴（Hellmanの歯齢ⅣA期）

12歳頃に第二大臼歯が萌出し永久歯列が完成する．しかし，第三大臼歯を除くすべての永久歯の歯根が完成するのは16歳頃である．この頃になると歯列は形態的にも機能的にもバランスがとれてくる．

E. 歯列・咬合の発育異常

歯列・咬合の発育途上で障害があると発育異常を起こす．障害となる要因は遺伝的要因と環境的要因に大別できる．

a. 遺伝的要因

顎顔面頭蓋の形態や歯・歯槽基底の大きさは遺伝する可能性が高い．したがって，骨格性の不正咬合や歯と歯槽基底の大きさの不調和による不正咬合は遺伝的要因によることが多い．

b. 環境的要因

1）歯の形態や数の異常
2）齲蝕
3）口腔周囲軟組織の形態や機能の異常
4）口腔習癖
5）顎関節の異常
6）外傷

2-4．乳歯・幼若永久歯の特徴と齲蝕

A. 乳歯の特徴

a. 形態的特徴

1）歯冠
①色調は白色または青白色
②高径に対する近遠心幅径の割合が大きい．
③外形は前歯部は後継永久歯と類似しているが，第二乳臼歯は後方に萌出する大臼歯に類似している．
④歯頸部の狭窄が著しい．
⑤固有咬合面が頰舌的に圧平されている．とくに第一乳臼歯で著しい．
⑥第一乳臼歯の頰側には歯頸部付近に歯帯がある．

2）歯根
①歯冠に比べ長くて圧平されている．
②前歯では唇側に彎曲している．
③乳臼歯では強く離開している．

3）歯髄腔
①歯髄腔の占める割合が，永久歯に比べ大きい．
②髄角が突出している．

b. 構造的特徴

1）エナメル質
①厚さが薄く，永久歯の約1/2である．
②エナメル小柱は歯頸部付近で切縁側に斜走している．

2）象牙質
①厚さが薄く，永久歯の約1/2である．
②象牙細管は永久歯に比べ直進している．
③修復象牙質の形成が活発である．

3）セメント質
①原生セメント質の形で非常に薄い．

c. 物理化学的特徴

①永久歯に比べて有機質の含有率が高い．
②硬度が永久歯に比べて軟らかい．

表2-16　年齢別齲蝕罹患者率（乳歯）

年齢（歳）	平成5年	平成11年
1	8.3	1.2
2	32.8	21.5
3	59.7	36.4
4	67.8	41.5
5	77.0	64.0
6	88.4	78.0

（厚生省歯科疾患実態調査）

表2-17　年齢別齲蝕罹患者率（永久歯）

年齢（歳）	平成5年	平成11年
5	3.0	1.2
6	13.0	8.8
8	54.1	42.4
10	80.3	64.0
12	83.9	70.3

（厚生省歯科疾患実態調査）

表2-18　12歳児の1人平均DMF歯数（DMFT指数）

平成5年	平成11年
3.64	2.44

（厚生省歯科疾患実態調査）

③結晶の大きさが永久歯より小さい．
④永久歯に比べて化学的反応が大きいので，耐酸性が低い一方，フッ素の取り込みも永久歯に比べて良い．

B. 幼若永久歯の特徴

歯根未完成の永久歯を幼若永久歯という．

a. 形態的特徴

1）歯冠の形態は成熟永久歯の特徴と同様であるが，萌出直後のため咬耗や磨耗がなく，咬頭や小窩裂溝が明瞭である．
2）萌出まもないため歯肉縁の位置が決定していない．
3）歯髄腔が大きく髄角が突出している．

b. 構造的特徴

1）エナメル質は未熟でひ薄である．
2）第一象牙質は歯根完成までに形成され，第二象牙質は歯根完成後形成される．

c. 物理化学的特徴

1）未成熟なため齲蝕抵抗性が低く，いったん齲蝕に罹患すると進行が早く，歯髄に炎症が波及しやすい．

C. 小児の齲蝕

a. 小児の齲蝕罹患状況

平成11年度の乳歯および永久歯についての齲蝕罹患者率を表2-16，17に示す．前回の調査（平成5年度）に比較すると，乳歯では6歳前後，永久歯では12歳前後まで齲蝕罹患者率が急増する傾向は変わっていない．しかし，乳歯，永久歯において，6歳で10.4％，12歳で13.6％の減少が認められ，齲蝕の急増しやすい時期における減少傾向がみられる．また12歳児のDMFT指数は2.44本で，WHOの西暦2000年の目標値3本にすでに達している（表2-18）．

b. 小児の齲蝕の為害作用

齲蝕は小児に局所的，全身的に大きな影響を与える．

1）局所的為害作用
①咀嚼機能の低下：歯痛，歯冠崩壊，歯の喪失により咀嚼機能の低下をきたす．
②発音障害：前歯部の著しい歯冠崩壊や歯の喪失は正確な発音の獲得を困難にする．
③後継永久歯への障害：先行乳歯の重度の齲蝕は後継永久歯の形成障害や萌出障害をきたす．
④不正咬合の誘発：先行乳歯の著しい歯冠崩

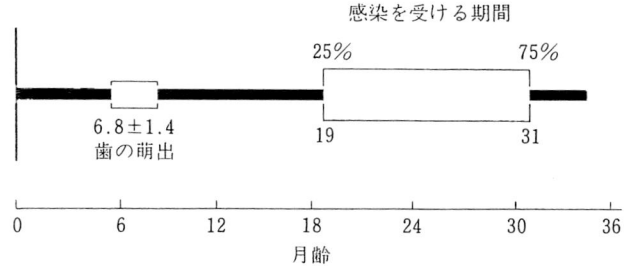

図2-26 ミュータンスレンサ球菌の感染の時期(Caufield et all., 1993より改変). ミュータンスレンサ球菌の初期感染は, 生後19か月から36か月に集中している.

壊や早期喪失は後継永久歯の萌出余地不足をきたし, 歯列不正の原因となる.
⑤口腔習癖の誘発：前歯部の早期喪失は前方部に空隙を生むことから, 舌突出癖や異常嚥下癖を誘発しやすい.
⑥口腔軟組織疾患の誘発：齲蝕歯の鋭縁は歯肉, 粘膜を損傷しやすく潰瘍形成の原因となる. また齲蝕歯の周囲は食渣が停滞しやすく, 辺縁・乳頭部歯肉の発赤腫脹をきたしやすい.
⑦永久歯齲蝕の誘発：乳歯齲蝕が放置されたまま口腔内環境が改善されないと, 永久歯とくに第一大臼歯が齲蝕になる可能性が高くなる.

2) 全身的為害作用
①発育への悪影響：齲蝕歯が偏食や食欲不振の原因となり, 成長期の栄養摂取に影響を与える.
②全身の抵抗力の減弱：栄養のバランスのくずれから抵抗力の減弱をきたす. とくに全身疾患をもつ小児ではその影響は大きい.
③歯性病巣感染の原因：齲蝕の慢性炎症病巣により, 全身疾患をひき起こしたり, 心疾患のような疾病をさらに悪化させる.
④心理的悪影響：歯痛や審美性の悪さが小児の行動を消極的にさせる原因となる.

c. 母親と小児の齲蝕
唾液やプラーク中のミュータンスレンサ球菌の量が齲蝕の罹患状態に深く関連することから, 齲蝕の主要な原性細菌はミュータンスレンサ球菌と考えられ, ミュータンスレンサ球菌の量が齲蝕活動性の判定に応用されている. しかし, ほとんどの人々から検出されるミュータンスレンサ球菌は乳歯萌出前の乳児からは検出されず, おもに母親からの感染により口腔内に定着していく.

図2-26は乳児がミュータンスレンサ球菌の感染を受ける時期を示している. 感染するのは生後19か月から31か月の1年間に集中している. このことはこの1年の間でのミュータンスレンサ球菌に対する感染予防が小児の齲蝕活動性の低下につながると考えられる.

図2-27は母親に対して行った口腔管理が, そのこどもに与えた影響を示している. 妊娠中から母親の口腔内のミュータンスレンサ球菌の量を低く保つため, 食事指導, ブラッシング指導, 歯科医師, 歯科衛生士による歯面研磨, フッ化物の応用, 齲蝕処置を徹底して行った母親のこどもでは, ミュータンスレンサ球菌の感染を受ける割合が少ない. このことは母親のミュータンスレンサ球菌の量をコントロールすることは, そのこどもへの感染を予防あるいは遅延させ, 乳幼児期からの齲蝕予防に効果的であることを示唆している.

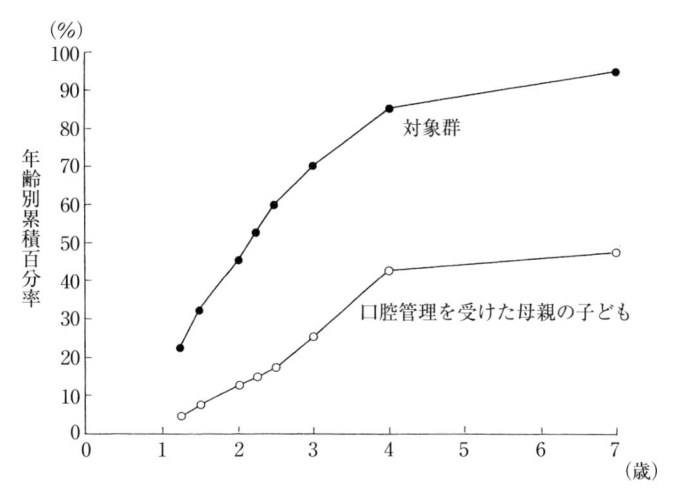

図2-27 ミュータンスレンサ球菌の感染を受けた子どもの割合（Caufield et al., 1983より改変）．妊娠中から徹底した口腔管理の行われた母親の子どもでは，ミュータンスレンサ球菌の感染を受ける割合は少ない．

d．乳歯の齲蝕

1）特徴

①多発性

乳歯齲蝕は永久歯に比較して，一時に多数歯，多歯面に罹患することが多い．

②急進性

齲蝕の進行がきわめて早い．短期間で歯髄に達し残根状態になることも少なくない．

③不明確な自覚症状

自覚症状は永久歯に比べて不明確であり，気がつかないうちに歯髄や歯周組織にまで齲蝕が進行していることが多い．

④修復象牙質の形成が活発

齲蝕の進行が早い反面，防御機転として修復象牙質の形成が活発に行われる．修復象牙質は歯髄感染や咬耗による露髄を防ぐのに役立っている．

⑤小児の発育状態が関与する

胎生期から乳児期を通じての発育状態が歯の形成に影響を与えることから，齲蝕の罹患性に小児の発育状態が関与している．

2）好発部位

乳歯齲蝕の好発部位には特徴がある．

①好発歯種

下顎乳臼歯，上顎乳臼歯，上顎乳前歯，下顎乳前歯の順で齲蝕に罹患しやすい．

②好発歯面

上顎乳中切歯：近心面が多く，ついで唇面，遠心面に多い．

上顎乳側切歯：唇面，近心面に多い．

上顎乳犬歯：唇面に多い．

上顎第一乳臼歯：咬合面に早期に好発，後に遠心隣接面に好発．

上顎第二乳臼歯：咬合面に早期に好発，後に近心隣接面に好発．

下顎乳中切歯：罹患率は低いが近心隣接面に多い．

下顎乳側切歯：乳中切歯と同様．

下顎乳犬歯：遠心面，唇面に多い．

下顎第一乳臼歯：咬合面に早期に好発，後に遠心隣接面に好発．

下顎第二乳臼歯：咬合面に早期に好発，後に近心隣接面に好発．

③年齢の推移と好発部位

乳歯齲蝕は年齢の推移とともに好発部位が変化する．

1〜2歳頃：上顎乳中切歯隣接面，唇面に好発する．

3歳〜4歳頃：上下顎乳臼歯咬合面に好発する．

4歳〜5歳頃：上下顎乳臼歯隣接面に好発する．乳臼歯隣接面の齲蝕の増加は，第一大臼歯の萌出が近づくことから隣接面の接触が緊密になるためである．

3）罹患型

口腔内の齲蝕の罹患状況を型分類することで個人の齲蝕の重症度や齲蝕活動性を把握することができ，治療方針の決定や歯科保健指導に役立つ．

①厚生省の分類（3歳児歯科保健指導要領による）

A型：上顎乳前歯部のみ，または乳臼歯部のみに齲蝕が認められるもの．

B型：上顎乳前歯および乳臼歯部に齲蝕が認められるもの．

C型：下顎乳前歯部に齲蝕の認められるもの．

　C1型：下顎乳前歯部のみに齲蝕の認められるもの．

　C2型：下顎乳前歯部を含む他の部位に齲蝕の認められるもの．

②Massler, Schour（1944）の分類

ordinary(simple) caries：咬合面や隣接面にみられる齲蝕．

neglected caries：口腔清掃不十分や齲蝕が放置されたため増加した齲蝕．

teenage caries：思春期にみられる急速に進行して行く齲蝕．

rampant caries：急速で，罹患性の低い下顎前歯にまで広範囲に拡大する齲蝕．

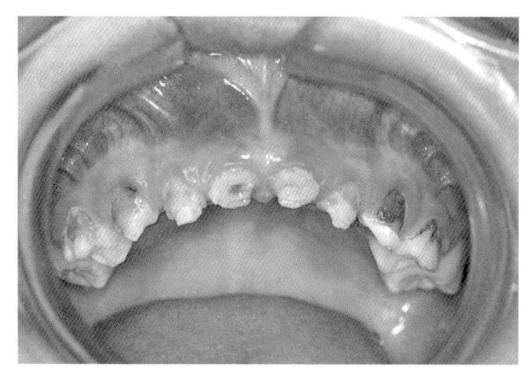

図2-28 哺乳びん齲蝕．2歳6か月児の幼児．就寝時の哺乳びんの使用により上顎の乳切歯，乳犬歯，第一乳臼歯の唇側および頬側に齲蝕が発症している．

③哺乳びん齲蝕

長期間にわたる哺乳びんの使用に起因する広範な早期齲蝕で，主として上顎乳前歯部の唇舌面および第一乳臼歯の頬側面に認められる齲蝕を哺乳びん齲蝕と呼ぶ（**図2-28**）．以前は人工乳中にショ糖が添加されていたことが大きな要因となっていたが，1975年よりショ糖は添加されていない．哺乳びん齲蝕は人工乳に限らず，最近ではスポーツ飲料により同様の齲蝕が発症している．

④環状（輪状）齲蝕

歯冠歯頸部に帯状に連続して認められる齲蝕をいう．新産線との関連性はないとされている．

e．幼若永久歯の齲蝕

1）特徴

①萌出後，早期に罹患する．

②歯質が未熟なので進行が早い．

③象牙細管が太く歯髄腔も大きいので歯髄炎に進行しやすく，さらに根尖未完了のため根尖性歯周炎になりやすい．

④乳歯齲蝕が多発している口腔内では罹患性が高い．

2）好発部位

6〜7歳頃は下顎第一大臼歯の咬合面，頬側

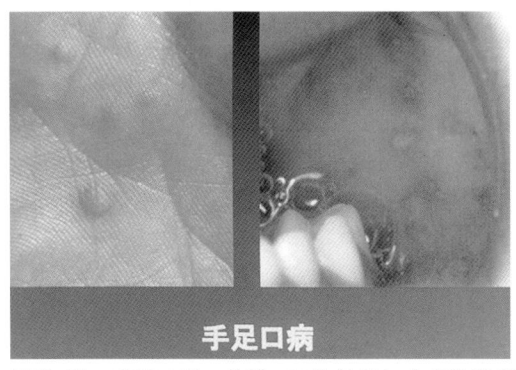

図2-29 手足口病．手掌，口腔粘膜に水疱性発疹がみられる．

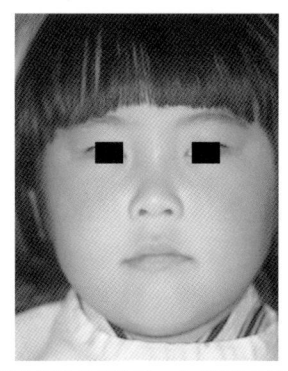

図2-30 流行性耳下腺炎．左側耳下腺の腫脹がみられる．

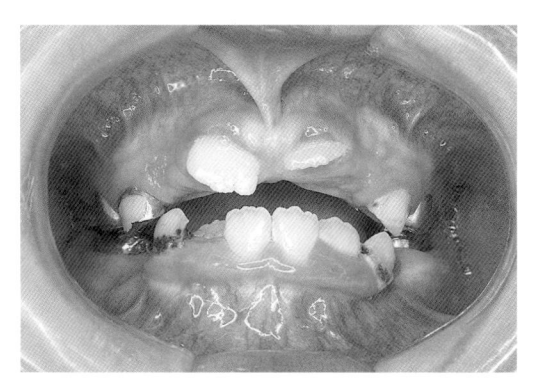

図2-31 上唇小帯の付着異常．上顎中切歯は上唇小帯の付着異常により正中が離開して萌出しつつある．

面，上顎第一大臼歯の咬合面，舌面に好発する．とくに下顎第一大臼歯は罹患率が最も高い．8～9歳頃になると上顎前歯部唇面，隣接面に好発するようになる．その後は側方歯群および第二大臼歯の咬合面が好発部位となる．

2-5．小児の主な疾患異常

A．感染性疾患

a．手足口病

1）原因：コクサッキーウィルスA16型，A10型，エンテロウイルス71の感染

2）症状：手掌，足底，口腔粘膜に水疱性発疹がみられる（図2-29）．

3）疫学：乳幼児に多く，6～8月に流行する．

4）治療：とくになく，7～10日で消退する．

b．流行性耳下腺炎

1）原因：ムンプスウィルスの感染

2）症状：発熱，片側あるいは両側の耳下腺の有痛性の腫脹がみられる（図2-30）．

3）疫学：幼児，学童に多い．

B．軟組織疾患

a．小帯の異常

1）上唇小帯の異常

上唇小帯は新生児では歯槽頂部に付着し，歯の萌出にともなって退縮していく．しかし肥厚したまま退縮せず正中離開や口腔清掃時の損傷の原因となっている場合には，切除や整形手術が必要となる（図2-31）．

2）舌小帯の異常

舌小帯の付着異常は舌の運動障害を起こし，発音障害，嚥下障害の原因となる．また舌の挙上が制限されると低位舌となり，反対咬合の原因となることがある．舌小帯の手術は筋機能訓練と併行して行われるべきで，障害が重度でなければ低年齢児の手術は推奨されない（図2-

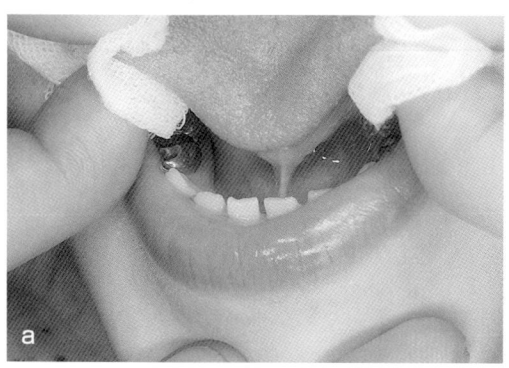

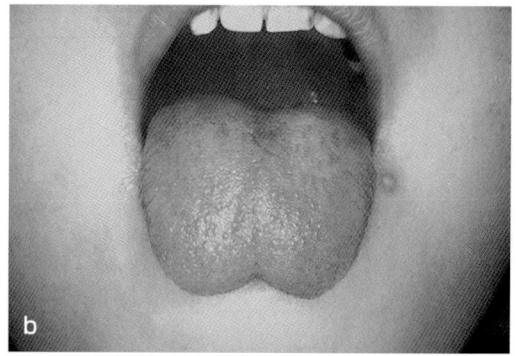

図2-32 舌小帯の異常．a．舌小帯の付着異常のため，舌の挙上が難しい．b．舌小帯の付着異常があると，舌を前方へ突出したときに舌尖にハート型のくびれが認められる．

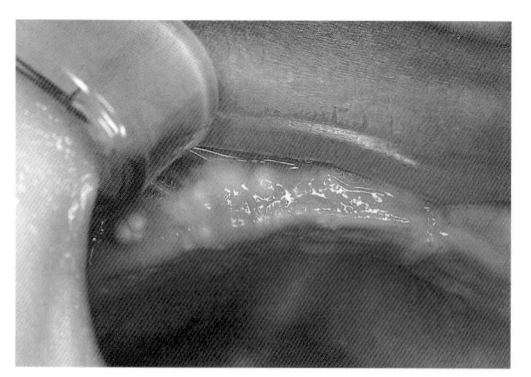

図2-33 上皮真珠．生後2か月の乳児の上顎歯槽堤に認められた上皮真珠．3週間で消失した．

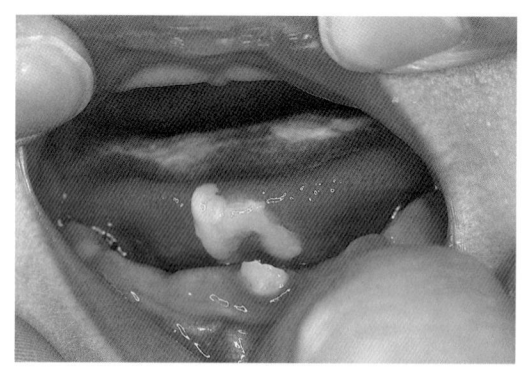

図2-34 リガ・フェーデ病．先天歯の鋭利な切縁が原因で生じた舌下部の褥瘡性潰瘍．

32)．

b．ベドナーのアフタ

哺乳時のゴム乳首などの機械的刺激が原因で起る乳児の口蓋後方部に対称性に認められるアフタをいう．

c．上皮真珠

無歯期の上顎歯槽堤の歯肉にみられる黄白色の小真珠様の腫瘤をいう．原因は歯堤の上皮細胞が吸収されないで残留し角化して出現したもので，多くは数週間で消失する（図2-33）．

d．咬傷

局所麻酔を行うと，小児は口唇の感覚がないため，誤って口唇を咬んでしまい傷をつくることがある．通常は清潔に保つことで自然治癒するが，局所麻酔後に本人および保護者に注意をしておくことが必要である．

e．地図状舌

幼児の舌背部に不定型の地図状の斑紋が出現したものをいう．自覚症状はない．原因は不明であるが，熱性疾患，衰弱性疾患の幼児にみられることが多い．とくに処置はない．

f．リガ・フェーデ病

先天歯や下顎乳切歯の鋭利な切縁が原因で生じた，乳児の舌下部の褥瘡性潰瘍をいう．処置としては原因歯の鋭縁部の削合や抜歯が行われる（図2-34）．

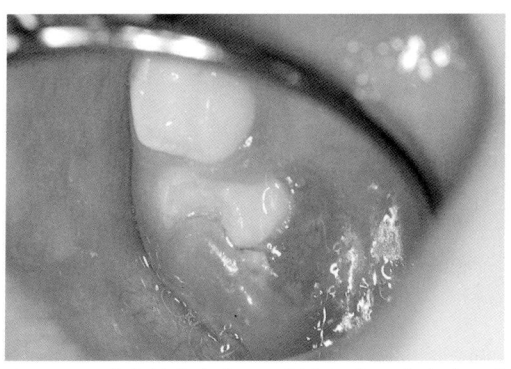

図2-35 萌出性歯肉炎．上顎左側第二乳臼歯の萌出時にみられた萌出性歯肉炎．口蓋側の歯肉に発赤，腫脹が認められる（ミラー像）．

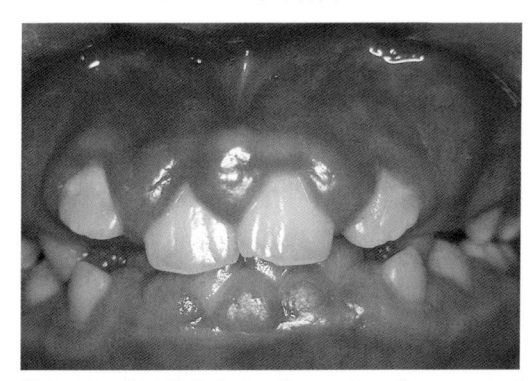

図2-36 増殖性歯肉炎．抗てんかん薬フェニトイン服用患者の増殖性歯肉炎．

C．歯周疾患

小児とくに乳幼児における歯周疾患は，臨床的に歯肉炎と診断されるものが大半である．しかし，乳幼児における健康な歯肉は成人にくらべて赤味を帯びた色を呈し，スティップリングは明確にみられず，歯間乳頭の形態は底辺が広く，高さの低い三角形をしていることから歯肉炎の診断を難しくする場合があるので，注意を要する．小児の歯肉炎の罹患者率は日本小児歯科学会の調査によると，1歳6か月で31.85％，3歳で33.82％と乳幼児ですでに30％を超えている．さらに罹患者率は増齢に伴って増加している．これらの結果は成人の歯周疾患は乳幼児においてすでに始まっており，乳幼児からの予防が必要であることを裏付けている．小児にみられる主な歯周疾患をあげる．

a．萌出性歯肉炎

小児にみられる特有な歯肉炎として，萌出中の歯の周囲に発症する萌出性歯肉炎がある．しかしこの萌出性歯肉炎は歯の萌出が直接の原因となっているわけではなく，萌出途中の歯の周囲に蓄積したプラークによる炎症や，まだ歯冠を被っている一部の歯肉への咬合による外傷が原因となっていることが多い．歯肉にみられる炎症は歯の萌出が進むにつれて軽減してくるが，ブラッシングあるいは洗口によって患部を清潔に保つことより，さらに炎症を軽減させることができる（図2-35）．

b．不潔性歯肉炎（単純性歯肉炎）

不十分な口腔清掃に起因するもので，歯面清掃により炎症は消退する．

c．抗てんかん薬による増殖性歯肉炎

抗てんかん薬として用いられるフェニトイン服用者の約50％に歯肉の増殖，肥大がみられる．薬物の副作用ではあるが，口腔清掃の徹底により軽減することが可能である（図2-36）．

d．若年性歯周炎

11歳～13歳頃に好発し，切歯および第一大臼歯に限局する急激な歯槽骨の垂直的吸収を特徴とする．原因は不明である．

第3章
小児の歯科的対応

3-1. 小児歯科患者の行動と特徴

A. 幼児期

乳児期に人見知りが現れ、さらに1歳半ぐらいになると自我が発達し第一反抗期を迎え、3歳ぐらいまではひとのいうことはなんでも拒絶するようになる。この時期をすぎるとグループ遊びができるようになり自己抑制も可能となる。幼児期の思考には以下の特徴がある。

1)具体的：具体的な事物がないと理解したり、考えたりすることが難しい。
2)自己中心的：自分と他の人を区別して考えることがなく、ものごとすべてを自分本位に考える。
3)情緒的：常に情緒が先行し、矛盾が多い。

B. 学童期

低学年では幼児期の思考の特徴が残っているが、高学年になるにつれ客観的な思考ができるようになる。また母親から離れ、自主性がでてくる。行動も家庭内から集団の中へ移行する。

C. 思春期

学童期後半から思春期に入っていくが、心身の変化が著しい時期である。第二反抗期と呼ばれる時期であり、独立性が強くなり他人の指示に反抗する傾向がある。この傾向は一般的に青年期に入ると安定していくが、大人の対応のまずさや悪い環境があると非行などの反社会的行動をとることがある。

3-2. 診療行為と情動変化

小児患者が診療室に入室すると、泣いたり、怒ったり、あるいは不安感からなにもしゃべらないなどさまざまな変化がみられる（図3-1, 2）。これらの変化は大きくわけると不適応行動（あばれる、入室拒否、逃げる）、情動反応（泣く、怒る、わめく）、身体反応（痙攣、硬直、

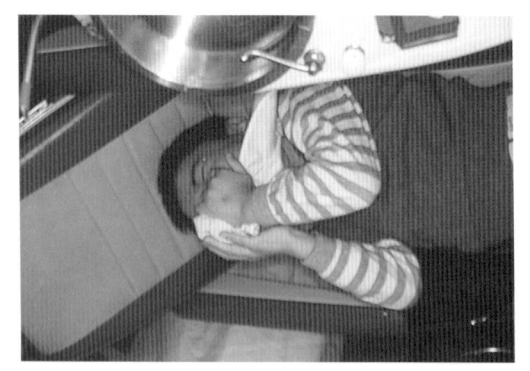

図3-1　泣き叫び、治療を拒否している小児。

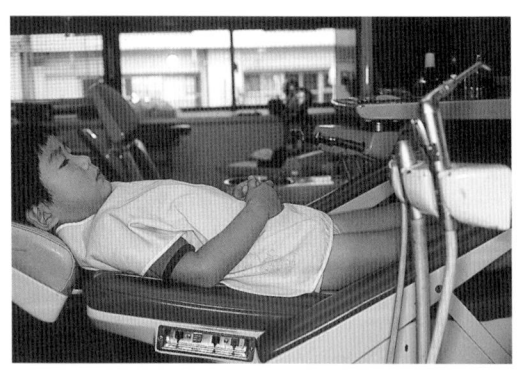

図3-2　指示には従うが不安そうな小児。

表3-1 Franklの分類

1度	明らかな負の行動 治療拒否，強く泣く，あるいは極度の拒否行動を示す明白な証拠があるとき
2度	負の反応 治療を受けるのに躊躇，非協力，ある種の消極性の証拠があるが，著明ではない．不機嫌，引っ込み思案．
3度	正の反応 治療の受け入れ，ときに慎重，術者に同意し従おうとしている．ときに間をとろうとするが，術者の指示に協力的に従おうとする．
4度	明らかに正の反応 歯科医との良好なラポール，治療術式への興味，笑いがあり状況を楽しむ．

多動)などの外部行動変化と，頻脈，不整脈，血圧上昇などの内部行動変化に区別される．これらの変化は低年齢児ほど表出しやすい．したがって歯科診療時には小児の行動をよく観察し評価したうえで，実際に対応することが必要である．

歯科診療時の小児の行動を評価する方法にFranklの分類がある(**表3-1**)．

3-3．小児への対応

A．歯科衛生士の基本姿勢

一般に小児患者は不協力的なものが多いという印象が根強く存在しているが，歯科衛生士の基本姿勢には，患児の大部分は協力的になりうる素質をもっているということを理解する冷静さと寛容さが必要である．

B．患児，保護者と歯科医師・歯科衛生士との関係

成人の歯科治療では，通常，患者は歯科医師あるいは歯科衛生士との1対1の信頼関係が必要とされている．しかし小児歯科では患者は小児であるため，患者に加えて保護者との信頼関係が必要となる．この3者の関係をpediatric triangleと呼んでいる(**図3-3**)．pediatric tri-

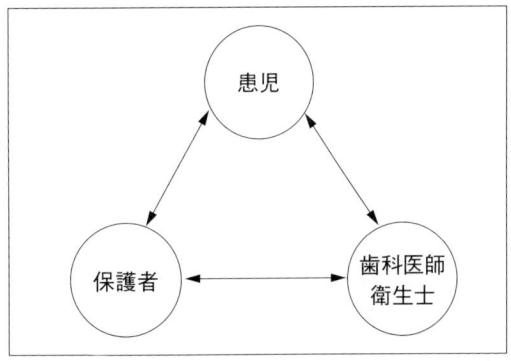

図3-3 pediatric triangle. 患児，保護者，歯科医師・歯科衛生士の関係を示す三角．

angleの関係がうまくいっていないと，小児の歯科診療は困難である．保護者が小児にうそをいって連れてきたり，歯科医師あるいは歯科衛生士が小児の信頼をうらぎったり，歯科医師あるいは歯科衛生士が保護者に説明をおこたったり，保護者が歯科医師あるいは歯科衛生士との約束をやぶったりするとこの関係は容易にくずれる．

C．小児と保護者の分離

小児は保護者に対して依存心が強いので診療室内で保護者が付き添うと診療の妨げになるという理由で，初診時以外は母子分離をするほうがよいといわれている．しかし3歳以下の低年齢時では，保護者が同伴することで小児の不安

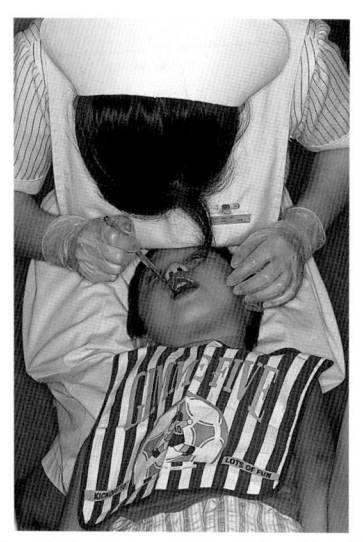

図3-4 乳児の診査．乳児の診査は治療椅子でなく，ひざの上に寝かせて12時の方向から診査する（スターキーの体位）．

表3-2 婉曲語法

歯科用語	代用語
エアー	風
バキューム	掃除機
ラバーダムシート	マスク，レインコート
ラバーダムクランプ	ボタン
タービン	ジェット機
エンジン	自転車
エックス線	歯のカメラ
麻酔	歯をねむらせる薬

は取り除かれる傾向がある．また保護者が付き添いを希望する場合には拒否することはできない．そこで基本的には保護者の付き添いは認めるが，診療の妨げになる行動をとらないように注意しておく．

D. 年齢別対応法

a. 乳児

言語の理解は不可能であるが，言葉かけを行いながら母親のひざに寝かせるスターキーの体位をとり，短時間で診査を行う（図3-4）．

b. 3歳未満児

言語，情動，社会性の発達はまだ未熟で歯科治療への協力は期待できない．効率的に短時間で治療を終了させる．外傷などの緊急時には抑制下での処置が必要となる．

c. 3歳～6歳

言語の発達が著しく，会話が可能となるので歯科治療に対する協力が期待できる．説明は小児に分かりやすい代用語（婉曲語法）を用いる（表3-2）．Tell, Show, Do（図3-6参照）が可能になるのもこの時期である．正の強化因子（ほめる，ギフトをあげるなど）を与えることは効果的な対応方法である．

d. 学童

ほとんどの説明は理解できる能力をもっているが，情緒はまだ完全に発達していない．またこの年齢では恐れの対象は想像による事物となるため，理解はできても恐怖心が軽減しない場合が多い．歯科治療に際しては十分すぎるほどの説明が必要である．とくにこの時期で，恐怖心の強い小児には笑気吸入鎮静法は有効な手段である．

E. 対応法の実際

a. 診療時間

小児の診療時間は年齢や状況に応じて決定する．一般に低年齢では午後になると疲れから体調や機嫌が悪くなるので，午前中の診療がよい．また空腹時はさけたほうがよいが，嘔吐反射の強い小児では食事の直後は避ける．診療に要する時間は小児が耐えられる時間を考慮する．一般的には30分が適当とされている．

b. 能率的な治療

小児では短時間での歯科治療が必要とされるため能率的な作業が要求される．歯科衛生士は術前に当日の処置内容を十分把握しておき，スムーズな介補を行わなければならない．フォーハンドテクニックは小児歯科にはなくてはなら

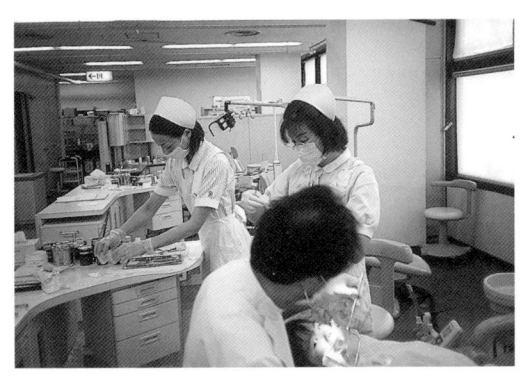

図3-5 衛生士の二次介補．小児の診療を効率よく短時間で行うために，通常の介補に加えてもう一人，二次介補が必要なときがある．

ない技術である．また時には一次介補者を介補する二次介補者が必要である（図3-5）．さらに歯科衛生士は技術的な介補だけでなく，治療中に小児を励ますなどの精神的介補も要求される．

c．ラバーダム防湿

ラバーダム防湿の利点は完全な防湿と無菌化のみでなく，小児にとって歯科治療の恐怖を軽減する手段としても有効である．ラバダム防湿は薬剤の不快な刺激や，口腔粘膜に機械が接する恐怖感をなくすことができる．さらに，ラバーダムを装着すると患児に治療が口腔外で行われているイメージを与え，恐怖感を軽減できる．

d．Tell, Show, Do(TSD)法

Tell, Show, Do とは患児に治療内容を説明し（Tell），使用する道具をみせ（Show），どのように使うかをやってみせる，あるいはやらせてみる（Do）ことをいう（図3-6）．また患児に説明をする場合には，単調な言葉使いでなく音声に強弱や高低をつけ，感情をこめて行わなければならない．これをボイスコントロールという．

e．行動変容技法（行動療法）

行動変容技法とは学習理論を背景にもった技法のひとつで，より望ましい行動を獲得させるための方法である．

1）系統的脱感作法

不安や恐怖感のある患者に対して，不安や恐怖の刺激を弱いものから順次強くしながら与え，不安や恐怖感を克服させる方法をいう．たとえ

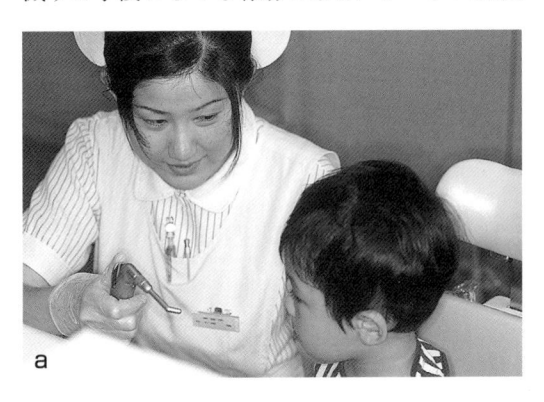

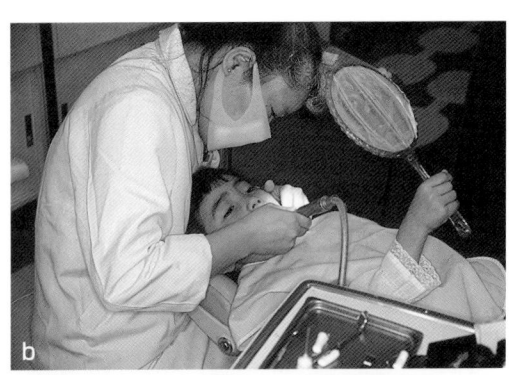

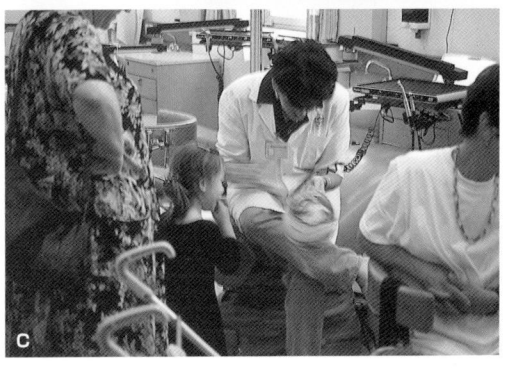

図3-6 Tell, Show, Do. 小児の歯科診療では，治療前に器具の説明を Tell, Show, Do 法を用いて行う．a：スリーウェイシリンジについて説明（Tell），b：治療方法についてみせる（Show）；手鏡を患児にもたせてみせている．c：スリーウェイシリンジについてやってみせている（Do）；風船をふくらませて説明している（イスラエル，ヘブライ大学病院にて）．

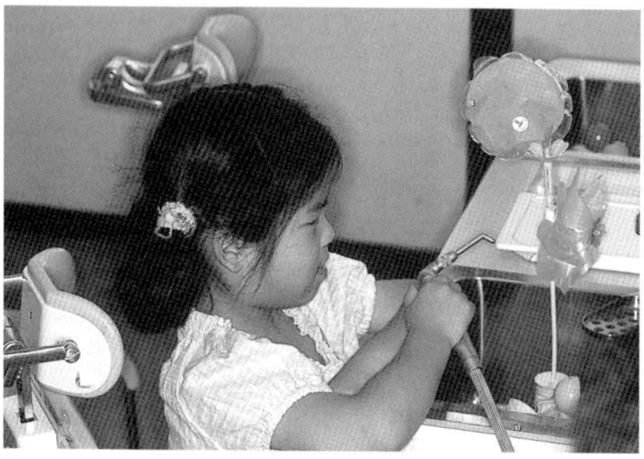

図3-7 トレーニングルーム．日本歯科大学新潟歯学部では治療椅子にあがる前にトレーニングルームで，遊びながら，段階をふんで系統的脱感作を行っている．

ば診療室への入室→着席→エプロン使用→ライトの点灯→ミラーの使用のように段階を追って脱感作を行う．Tell, Show, Doは系統的脱感作法のひとつの手段として用いられている（**図3-7**）．

2）オペラント条件付け学習法

正の強化因子あるは負の強化因子を用いて行動を変容させる方法．正の強化因子には報酬もあるが，賞賛や奨励も含まれる．報酬を与える方法のひとつとしてトークンエコノミー法がある．トークンとは代用貨幣の意味で，小児が目標となる行動ができたときにカードやシールを与えて適応行動を強化する方法である．欧米ではギフトを与えている（**図3-8**）．

3）モデリング法

他人の行動を観察し，同じ行動を習得する方法をいう．具体的には，患児に上手に歯科治療を受けている小児の実際の場面やビデオ，スライドなどをみせて，同様の行動を習得させる方法などがある．

f．特殊な対応法

1）HOM法（Hand Over Mouth法）

興奮して大声を出して術者の話を聞き入れようとしない小児に対して，タオルを介して手で口をふさぎ，術者のほうに注意を向けさせてボイスコントロールを用いてコミュニケーションをとろうとする方法である．口をふさぐのはあくまでも罰ではなく，静かにさせて注意を向けさせるためである．

2）身体抑制法

低年齢児の緊急処置や，通常の対応方法では治療が行えない場合には，身体を抑制して行うことがある（**図3-9**）．また小児が治療中，開口を保持することが困難な場合には，開口器などの器具で補助する（**図3-10**）．これはあくまでも懲罰的な行為ではないので，患児や保護者に十分な説明をし，保護者の同意を得た後に行われるべきである．また終了後は患児との対話を大切にして，なぜ抑制したのかを説明する．

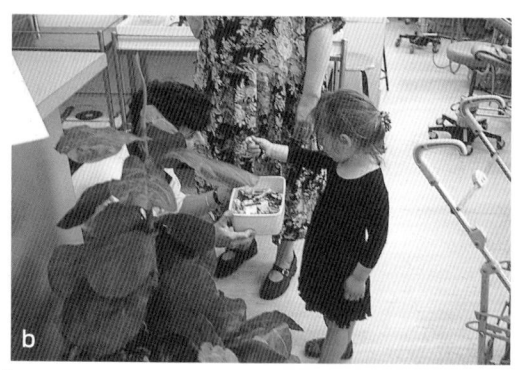

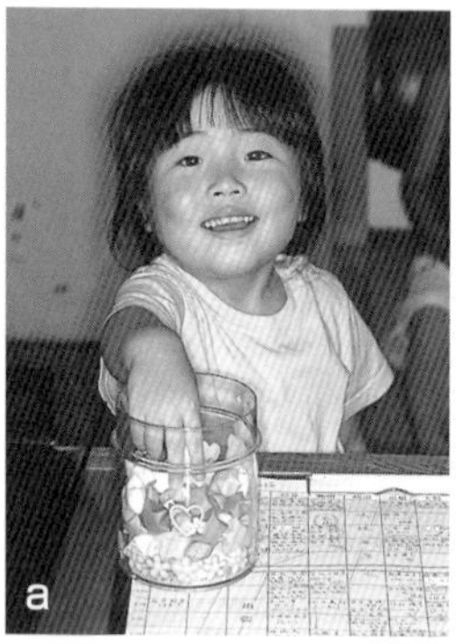

図3-8 トークンエコノミー．協力的に診療ができた小児に，正の強化因子として小さなプレゼントをあげる．a：日本歯科大学新潟歯学部　b：イスラエル，ヘブライ大学病院．

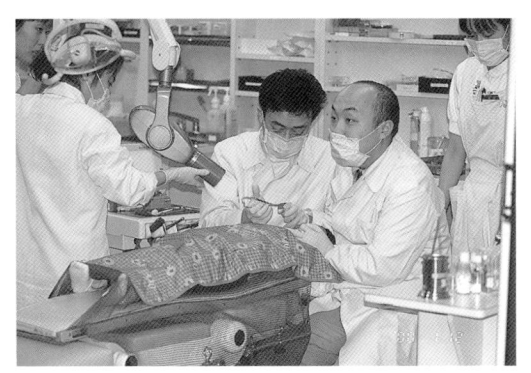

図 3-9 抑制治療．抑制治療は必ず保護者の同意を得て行う．また治療中は十分な患児の観察が必要である．

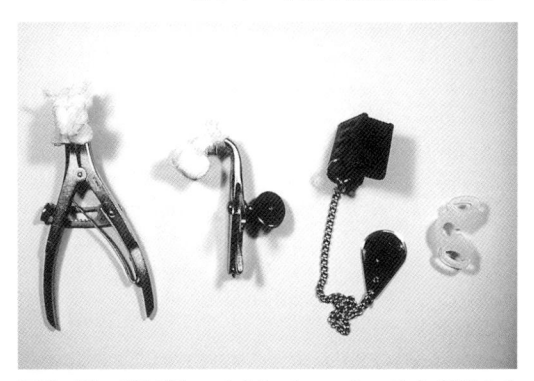

図 3-10 開口器，バイトブロック．協力が得られず，患児の自主的な開口が困難な場合には，開口器やバイトブロックを用いて開口の保持を行う場合がある．

g．前投薬

薬物の作用により一時的に不安感や恐怖心を取り除く方法．鎮静剤，催眠剤，抗不安剤が用いられる．

h．笑気吸入鎮静法

低濃度の笑気と酸素の混合ガスを吸入させ，患児の意識の消失なく，歯科治療時に不安感や恐怖心を取り除く方法．低年齢児や精神発達遅滞の患児には適応できない．

i．全身麻酔

まったく協力の得られない小児や，コミュニケーションの困難な障害児，あるいは多数歯の齲蝕がある場合や，全身管理が必要な患児では全身麻酔下での歯科治療が行われる(**図3-11**)．

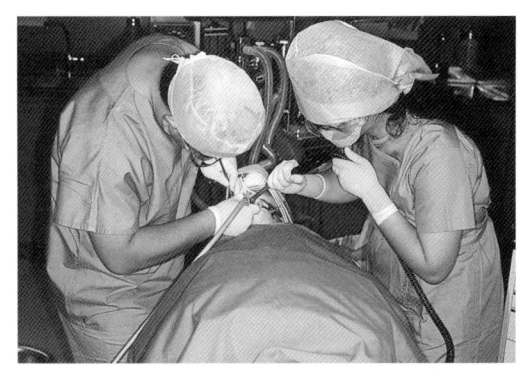

図 3-11 小児の全身麻酔下での歯科治療．

第4章
小児の歯科診療体系

4-1. 小児の診査

A. 診査方法

a. 問診表

住所,名前,生年月日などの一般的事項をはじめ,家族構成や日常の呼び名などを記入し,実際の問診時に参考とする.小児歯科では『お子さまの健康記録』として,保護者に患児について記録してもらう(P.40,41の図4-1参照).

b. 問診

問診表をみながら,さらに質問を行い,診断,治療方針の立案に役立てる.通常,問診は保護者に行われることが多いので前述したpediatric triangleの構築が重要である.

1)**主訴**:来院の動機について問診する.低年齢児では患児自身が訴えることはないので,保護者の話から判断しなければならない.学童期になれば,本人および保護者の両者に問診を行う.

2)**既往歴**:患児の発育状況,全身疾患の有無,歯科疾患の既往歴,口腔習癖の有無などについて問診する.

発育状況は,母親の妊娠中の状態から分娩,出生時,出生後を通じて現在までの状況を問診する.

3)**現病歴**:主訴となっている疾患の現在までの状況を問診する.

4)**家族歴**:患児の疾患と家族との関連性の有無.遺伝性疾患の有無などについて問診する.

歯科的には,齲蝕活動性や不正咬合は家族の状況と関連することが多い.

c. 全身診査

一般的には身長,体重の測定が行われ,患児の発育,栄養状態の評価に役立つ.また外科的処置が必要な場合には体温の測定が行われる.口腔習癖の診査では指や爪の状態の診査が必要である.そのほか,状況に応じて運動発達,精神発達の診査が行われる.

d. 頭部・顔面・軟組織の診査

形態,対称性,顔色について診査する.口唇やオトガイの緊張度は歯列不正に関連する(図4-2).

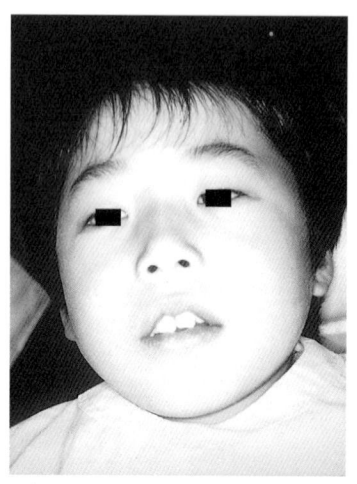

図4-2 軟組織の診査.口唇に緊張感がなく,常に開いている.このような口唇は無力唇と呼ばれ,開咬などの不正咬合の原因となる.

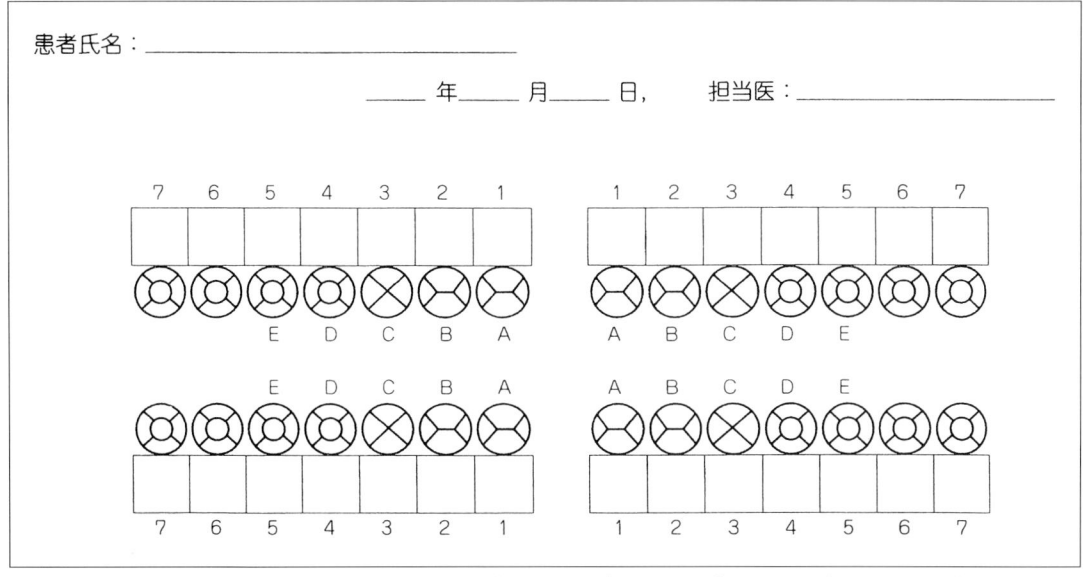

図4-3 歯式用紙．歯式は通常，上顎右側→上顎左側→下顎左側→下顎右側の順で行う．

e．口腔内診査

1）歯の診査

歯式を記入する．歯式は現在歯，齲歯，処置歯(処置方法)，欠損歯について記録するが，過剰歯や形態異常歯，萌出異常歯がある場合にはそれも記録しておく．歯式をとる場合の歯の診査順序はWHOの方法に従って，上顎右側→上顎左側→下顎左側→下顎右側の順で行うのがよい(**図4-3**)．

2）歯列・咬合の診査

歯齢，歯列弓の形態，生理的歯間空隙の有無，前歯部，犬歯部の咬合状態，ターミナルプレーンの状態，第一大臼歯の咬合状態などについて診査する．

3）口腔軟組織の診査

歯肉，口腔粘膜の状態，小帯の付着位置，舌の運動，大きさなどについて診査する．

B．診査用器具の準備

通常の口腔内診査は，ミラー(歯鏡)，探針，ピンセットが主として使用される(**図4-4**)．

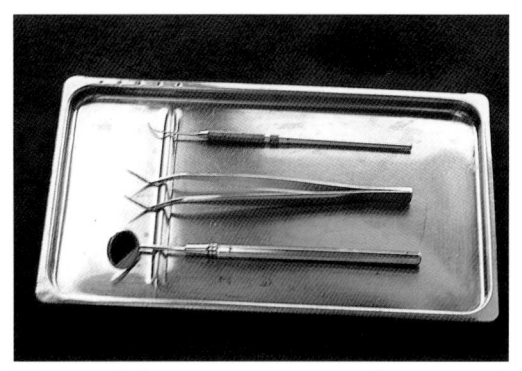

図4-4 診査用セット．ミラー，ピンセット，探針．

小児は唾液の分泌が多いので，口腔内を乾燥するためにスリーウェイシリンジ，バキュームが用いられるが，歯科経験のない小児では，いきなり行うと恐怖の原因となるので，注意が必要である．

C．診査・診断のための資料採取

問診，視診，触診のほかに診断のために必要な資料を採取する．

㊙ お子様の健康記録

記入年月日　平成　　年　　月　　日

この調査は、治療の参考とさせていただくもので絶対に他にはもらしませんので、ありのまま記入してください。該当するものに○を附して、空欄には記載項目を記入してください。

ふりがな
患者氏名：＿＿＿＿＿＿＿＿＿＿＿愛称(＿＿＿＿)，男，女，昭和,平成＿＿年＿＿月＿＿日生，年齢：＿＿歳＿＿ヵ月
住所：(〒＿＿＿＿)＿＿＿＿＿＿＿＿＿＿＿＿＿＿＿＿＿＿＿＿＿＿＿＿＿＿，電話：＿＿―＿＿―＿＿，
緊急連絡先：＿＿＿＿＿＿＿＿＿＿＿＿＿＿＿＿＿＿＿＿＿＿＿＿＿＿，電話：＿＿―＿＿―＿＿，
在学校,幼稚園,保育園名：＿＿＿＿＿＿＿＿＿＿＿，所在地：＿＿＿＿＿＿＿＿＿＿＿＿＿＿＿＿，
出生地：＿＿＿＿＿＿＿＿＿＿＿，主な成育地：＿＿＿＿＿＿＿＿＿＿＿，
当医院までの通院時間：＿＿時間＿＿分位，利用交通機関：＿＿＿＿＿＿＿＿＿＿＿，
通院希望時間：午前，午後，いつでもよい，＿＿曜日，
保護者の氏名：＿＿＿＿＿＿＿＿＿，職業：＿＿＿＿＿＿＿＿＿＿＿，
勤務先及び所在地：＿＿＿＿＿＿＿＿＿＿＿＿＿＿＿＿＿＿＿＿＿＿＿＿，電話：＿＿＿＿＿＿＿＿＿＿＿，

家族の氏名	続柄	年齢	今迄にかかった大きな病気	虫歯の状態	歯並びの状態
				多，少，無，	良い，普通，受け口，出っ歯，乱抗，その他，

1）来院の目的：
　　虫歯の予防，(フッ素塗布の希望　あり，なし，)　虫歯の治療，(痛い，痛くない，はれた，)
　　歯の相談，(歯のはえ方が早い，歯のはえる場所が悪い，歯のはえ方が遅い，)
　　その他，(＿＿＿＿＿＿＿＿＿＿＿＿＿＿＿＿＿＿＿＿＿＿＿＿＿＿＿＿＿＿＿＿)

2）受診をされる場合のご希望：予防，悪い歯は全部なおしたい，痛い歯だけ，大学のシステムに従う，

3）来院の動機：
　　大学内関係者紹介（氏名＿＿＿＿＿＿＿＿＿＿＿），開業医紹介（医院名＿＿＿＿＿＿＿＿＿＿＿），
　　患者紹介（氏名＿＿＿＿＿＿＿＿＿＿＿），報道機関（テレビ，ラジオ，新聞，，雑誌，）
　　その他，(＿＿＿＿＿＿＿＿＿＿＿＿＿＿＿＿＿＿＿＿＿＿＿＿＿＿＿＿＿＿＿＿)

4）お子様は、次のような病気にかかっていますか。またかかったことがありますか。
　　（　）内に病気にかかった年齢を記入してください。（この項は麻酔,投薬などのために特に重要です。）
　　はしか　（　　）　　自家中毒（　　）　　糖尿病　（　　）
　　肺　炎　（　　）　　貧　血　（　　）　　心臓疾患（　　）
　　喘　息　（　　）　　てんかん（　　）　　血液疾患（　　）
　　扁桃炎　（　　）　　黄　疸　（　　）　　腎臓疾患（　　）
　　耳鼻疾患（　　）　　結　核　（　　）　　肝臓疾患（　　）
　　その他　＿＿＿＿＿＿＿＿＿＿＿　（　　）

5）体質的特異性：（この項は麻酔,投薬などのために特に重要です。）
　　a）風邪をひきやすいですか：　　　　　　　　　　　　　　　　　　　　はい，　　いいえ，
　　b）頭痛を訴えやすいですか：　　　　　　　　　　　　　　　　　　　　はい，　　いいえ，
　　c）お腹をこわしやすいですか：　　　　　　　　　　　　　　　　　　　はい，　　いいえ，
　　d）熱を出しやすいですか：　　　　　　　　　　　　　　　　　　　　　はい，　　いいえ，
　　e）蕁麻疹,ストロフルス,湿疹ができやすいですか：　　　　　　　　　　はい，　　いいえ，
　　f）薬によってかぶれたり,発疹ができたことがありますか：　　　　　　はい，　　いいえ，
　　　　あれば薬品名：＿＿＿＿＿＿＿＿＿＿＿
　　g）出血が止まりにくいことがありましたか：　　　　　　　　　　　　　はい，　　いいえ，
　　h）ペニシリン,その他抗生物質による治療を受けたことがありますか：　はい，　　いいえ，
　　i）麻酔を用いたことがありますか：　　　　　　　　　　　　　　　　　はい，　　いいえ，
　　　　全身麻酔，局所麻酔，手術名：＿＿＿＿＿＿＿＿＿＿＿
　　j）血液型：A，B，AB，O，Rh(　)，知らない，
　　k）現在の健康状態：良好，普通，不良，

(裏面も記入してください)

図4-1　お子さまの健康記録．

l）現在小児科, 耳鼻科, 皮膚科等にかかっていますか： いる, いない,
　　どんな病気ですか：_____
　　現在薬を服用していますか：
　　　薬の名前：_____, 名前を知らない,
　　　病医院名：_____, 場所_____,
m）その他歯科治療に際し注意すべき事項：_____
　　_____

6）出産, 発育状態：
　a）妊娠中の"つわり"の状態：
　　　時期：___か月頃, 期間：_____, 程度： 無, 軽度, 普通, 重度, 食欲は_____,
　b）妊娠中の病気または事故：
　　　疾患名または事故：_____, 妊娠___か月頃, 期間：_____,
　c）出生時週数：___週, 生下時体重：___g,
　d）分娩状態： 安産, 難産, 鉗子分娩, 吸引分娩, その他_____
　e）新生児黄疸の程度： 軽い, 普通, 重い,
　f）哺乳の状態： 時間制, 自由, 母乳, 人工乳, 混合乳, 断乳時期(___か月頃),
　g）初めて歯がはえた時期：___か月, 不明,
　　　部位： 上の前歯, 下の前歯, 不明, その他_____,
　h）ゴム乳首(おしゃぶり)を用いましたか： はい(___か月頃), いいえ,
　i）お子様が口の周囲を強く打ったことがありますか： はい(___歳頃), いいえ,

7）次のようなくせがありますか, または以前にありましたか：
　　指しゃぶり, 唇をかむ, 爪をかむ, 唇を吸う, 口で呼吸をする(口を開けて呼吸をする,
　　鼻がつまって口で呼吸をする, 口を開けて寝る), いびきをかく, 歯ぎしり, おねしょをする,
　　その他(_____)をかむ,
　　その他：例えばお人形を抱いて寝る, 等_____
　　何歳頃ですか：_____

8）間食は主にどんなものを与えますか：
　　食品名　アメ, ビスケット, せんべい, チョコレート, ガム, その他_____, 1日___回位
　　ジュース類　天然果汁, 炭酸飲料, スポーツドリンク, 乳酸飲料, その他_____, 1日___回位
　　主にどなたが与えますか：_____,

9）口腔清掃：
　a）歯をみがきますか： みがく, みがかない, 1日___回, 朝, 昼, 夜, 毎食後,
　b）お子様が一人でみがく, 親がみがいてやる, 親が仕上げ磨きをしてやる,
　c）どんな器具を使いますか： 歯ブラシ, 糸ようじ, フロス, その他_____,

10）初めてお子様の虫歯に気づいたのはいつ頃ですか：___歳頃, わからない,

11）現在まで放置していた理由：_____

12）今までに歯の治療を受けたことがありますか： 有, 無,
　　最初はいつ頃： 昭和, 平成,___年___月頃　どこで：_____医院,_____病院
　　お子様は上手に治療が受けられましたか： 上手, 泣いた, 騒いだ, その他_____
　　どのような治療を受けましたか： 抜歯, 神経(歯の根)の治療, 銀歯, その他_____

13）歯にフッ素を塗ったことがありますか： 有, 無,
　　いつ頃： 昭和, 平成,___年___月頃
　　当科でのフッ素塗布の希望： ある, ない,

14）お子様の性格： 神経質, のんびりしている, 人見知りをする, 恐怖心が強い,
　　　その他_____

15）住居：
　a）居住地区： 工場街, 商店街, 繁華街, 都市住宅地, 郊外住宅地,
　b）家　屋： アパート, 団地, 一戸建家屋(庭がある, 庭がない,)

16）その他追加事項や治療上のご希望がありましたら何でもお書き下さい。

　　　　　　　　　　　　　　　　　　　　　　記入者氏名：_____　本人との関係：_____
　　　　　　　　　　　　　　　(日本歯科大学新潟歯学部附属病院小児歯科)

図4-1　つづき.

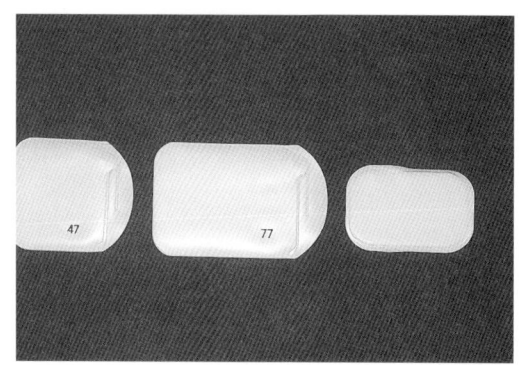

図4-5 エックス線フィルム．右から小児用標準法用フィルム，成人用標準法用フィルム，咬翼法用フィルム．

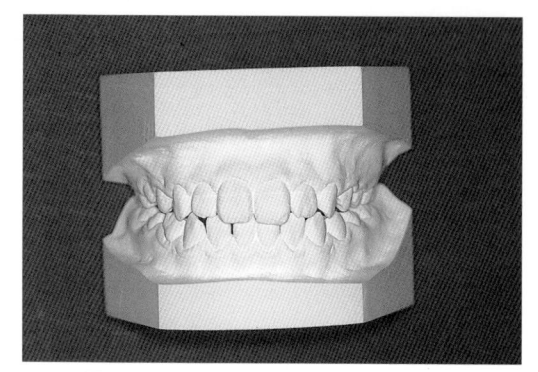

図4-6 製作された診断用歯列模型．

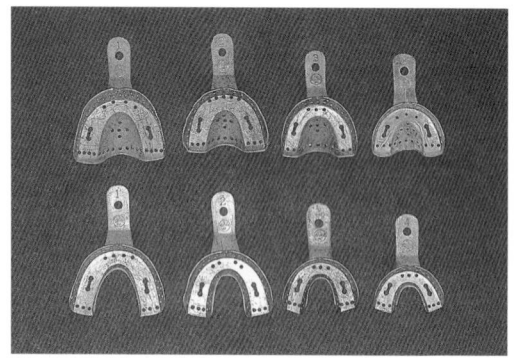

図4-7 印象採得用のトレー．トレーは小児の歯列の大きさにより種々のサイズが用意されている．

a．エックス線写真

齲蝕の有無や進行度，歯の発育程度，咬合状態の診査，未萌出永久歯の歯数の確認，治療後の評価などのために種々のエックス線撮影法が用いられる（図4-5）．

1）デンタル型撮影法（標準法）

歯科において最も頻繁に行われる方法である．個々の歯の歯冠部および歯根部，歯周組織の状態の診査に適している．また，当該乳歯の後継永久歯の位置あるいは発育状態の診査にも用いられる．

2）咬翼法

臼歯部隣接面の齲蝕を診査する場合に，デンタル型撮影法では隣接面が重なることが多く読影しにくい．その点咬翼法は重なることがなく，隣接面の診査に適している．ただし，根尖部は撮影できない．

3）咬合法

前歯部における過剰歯，囊胞の確認，外傷，口蓋裂の診査に適している．

4）オルソパントモ型撮影法

断層撮影法のひとつで，口腔内全域にわたって診査が可能である．歯数，歯の発育状態，乳歯と永久歯の位置関係，根尖病巣，囊胞，歯牙腫の確認などの診査に適している．しかし，初期齲蝕の診査には適さない．

b．診断用歯列模型（スタディモデル）

歯列や咬合状態をさらに正確に観察するためや，歯・歯列弓・歯槽基底の形態や大きさを計測する目的で歯列模型が採得される（図4-6）．また歯列模型を経年的に採得し保管しておけば，小児の歯列の発育変化が観察しやすい．印象採得用のトレーは小児の歯列の大きさに合わせて用いる（図4-7）．

印象採得時は嘔吐反射を防止するために過剰な印象材の使用は避け，手際よく行う．小児の注意をほかに向ける工夫もよい．

c．口腔内および顔貌写真

小児の初診時の記録として，あるいは経年的な変化を観察する目的で，口腔内および顔貌写

表4-1　Harnackの換算表

年齢（歳）	0.5	1	3	7.5	12	成人
薬用量 （成人に対する比）	1/5	1/4	1/3	1/2	2/3	1

真を撮影する．とくに咬合誘導装置が装着されている小児では，歯列や顔貌の変化を知るために写真による記録は必要である．最近ではデジタルカメラが普及し，保存・管理が簡便となってきた．

4-2．小児への薬物応用

小児へ薬物を投与する場合には，成人と異なる小児の特徴を考慮して行わなければならない．小児は成人に比較して薬物に対する解毒機能や排泄機能が低く，とくに呼吸中枢に作用する薬物には敏感である．

A．薬用量

小児の薬用量は，年齢や体重，体表面積から算出する方法があるが，体表面積から算出する方法が比較的正確で推奨されている．しかしこの方法は算定が繁雑なため，年齢を基準とした方法がとられることが多い．なかでもHarnackの方法は簡便な方法であり，臨床で用いられる（**表4-1**）．

B．投与方法

小児の場合も経口投与が一般的であるが，経口を拒否する場合には座薬として与える．乳幼児に経口投与を行う場合シロップ剤が与えやすいが，シロップ剤は齲蝕誘発能が高いことを考えて，服用後のケアーに留意しなければならない．乳児の場合にはミルクに混入したり，保護者が指で歯肉に塗布して自然に服用させるのがよい．

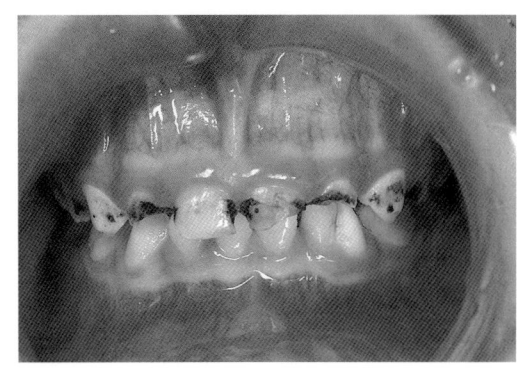

図4-8　応急処置としてフッ化ジアンミン銀が塗布されている．

4-3．応急処置

A．低年齢児の齲蝕に対する応急処置

低年齢児では精神発達がまだ未熟なため，通常の方法で歯科治療を行うことが難しい場合が多く，一時的に応急処置を行い，精神発達を待って再治療を行うことがある．一時的な応急処置としては，エキスカベーターで軟化象牙質を可及的に除去した後，グラスアイオノマーセメントを仮充塡しておく方法や，フッ化ジアンミン銀を塗布して進行を抑制する方法がある（**図4-8**）．

B．歯髄炎，根尖性歯周炎に対する応急処置

乳歯齲蝕は自覚症状が不明確で進行が早いので，放置すると容易に歯髄炎あるいは根尖性歯周炎を惹起し，疼痛を訴えて来院することがある．このような場合には疼痛を軽減させること

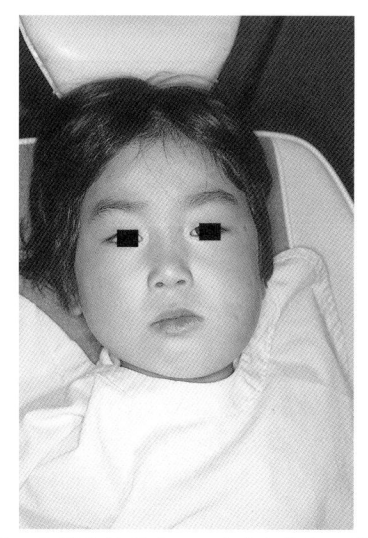

図4-9 急性歯槽骨炎により左側頰部の腫脹がみとめられる.

を最優先する．不協力児の場合には抑制下での処置もやむをえない．処置としては状況に応じて抜髄，髄腔の開放，抜歯が行われる．とくに急性歯槽骨炎や顎骨炎に波及している場合には，抗菌剤の投与が必要である（図4-9）．

C．外傷に対する応急処置

外傷歯の予後は，受傷から受診までの時間と処置の適確さにより大きく左右される．保護者や保育園，幼稚園，学校の先生から受傷の連絡があったときには，早急に受診するように指示をする．とくに歯が脱落した場合には時間によっては再植が可能なので，歯を持参してなるべく早くに受診をさせる．受診までの脱落した歯の保管方法は，乾燥させないように滅菌した溶液に浸積させておくのがよい．その点でパック入りのミルクは適当な保管液である．

4-4．小児の麻酔

小児への麻酔は，成人と同様に全身麻酔と局所麻酔が応用される．

A．全身麻酔

コミュニケーションの困難な心身障害児や多数歯の治療の必要な患児，全身管理下での治療が必要な患児などに対して行われる．衛生士は術前検査時や術中の介補を行う．

B．局所麻酔

局所麻酔には表面麻酔，浸潤麻酔，伝達麻酔がある．

a．表面麻酔

表面麻酔は注射針の刺入時の疼痛を軽減させるもので，小児には不可欠である．表面麻酔は粘膜に塗布して奏効させるのが一般的であり，ペースト状，スプレー状，スポンジ状のものなどがある．方法は粘膜をガーゼなどで乾燥後，綿棒で表面麻酔剤を刺入点に1〜2分塗布する．

b．浸潤麻酔

最も使用頻度の高い麻酔方法である．介補者は注射筒に針を装着し術者に手渡し，麻酔中は麻酔液がもれた場合には苦いのでバキュームにて吸引する．麻酔後は術者から注射筒を受け取り，針にキャップをもどす（リキャップ）．この一連の作業のなかで介補者は針で指を傷つけないように細心の注意をしなければならない．また注射筒の受け渡しは，恐怖心を与えないために患児の目の触れない位置で行う（図4-10）．

浸潤麻酔下での歯科治療が終わると，口唇が麻痺しているために小児が口唇を誤って咬み，咬傷をつくることがある（図4-11）．

麻酔下での処置後は，本人および保護者に口唇が麻痺していることを伝え，咬まないように注意をうながしておく．

c．伝達麻酔

一般に小児の顎骨は成人に比較して多孔性であるため，大半の処置は浸潤麻酔で十分可能であるが，下顎臼歯部で数歯にわたる処置が必要な場合には下顎孔に伝達麻酔を行うことがある．

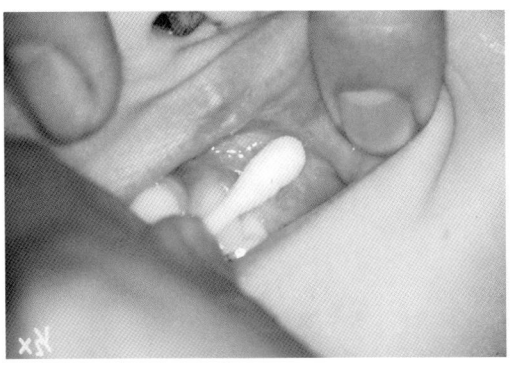

a：表面麻酔．粘膜を軽く乾燥した後，綿棒などを用いてペースト状の表面麻酔剤を注射針の刺入部に塗布する．1～2分で奏効する．

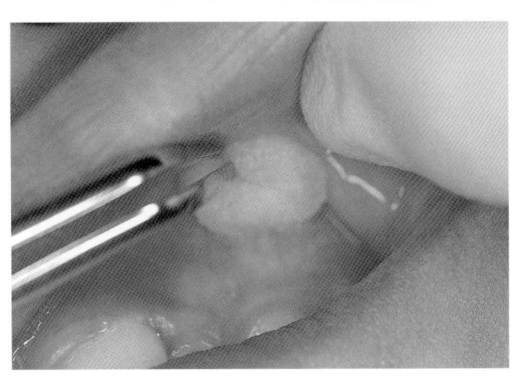

b：刺入部の消毒．3％過酸化水素水と0.025％塩化ベンザルコニウムの綿球で消毒する．

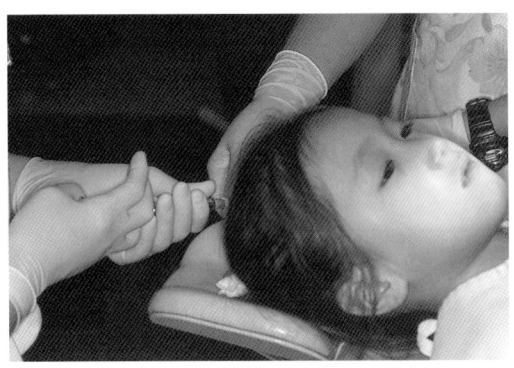

c：注射器を術者に手渡す．注射器の受け渡しは患児の目に触れないように行う．

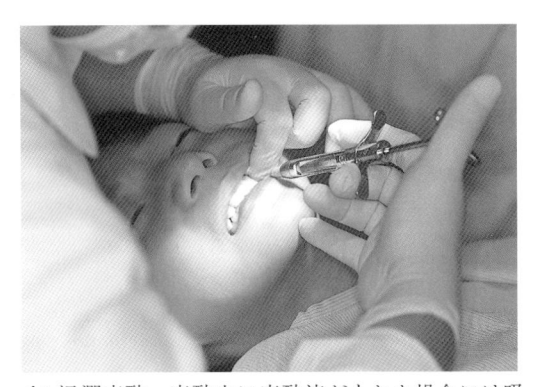

d：浸潤麻酔．麻酔中に麻酔液がもれた場合には吸引を行う．

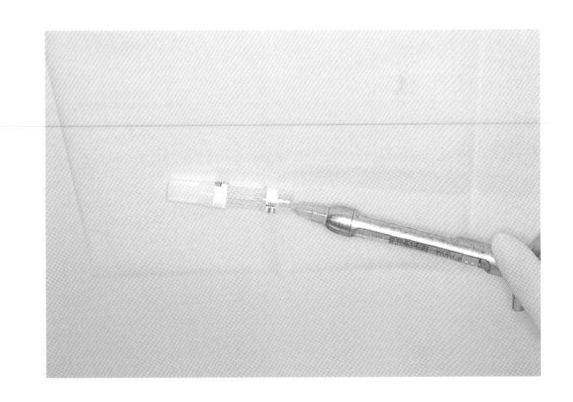

e：麻酔終了後のリキャップ．注射針にキャップをもどすときには，針刺し事故に注意して行う．キャップを手に持たずにリキャップする方法．

図4-10　浸潤麻酔の手順(a～e)．

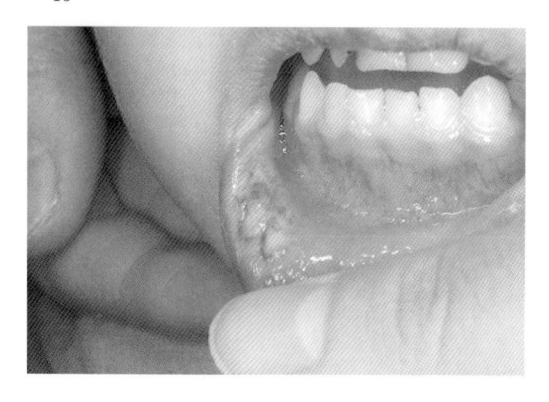

図4-11 浸潤麻酔後に誤って咬んでできた咬傷．下口唇の右側に潰瘍が形成されている．

4-5．小児のラバーダム防湿法

A．ラバーダム防湿法の利点

1）施術野が明確になるので処置が行いやすい．
2）軟組織を保護し，歯肉圧排ができる．
3）唾液の侵入を防止できる．
4）無菌的な施術野を維持できる．
5）器具，器材の誤嚥を防止できる．
6）薬剤の刺激を防止できる．
7）患児に安心感を与える．

以上の点から小児患者にはラバーダム防湿は不可欠である．

B．ラバーダム防湿に必要な器具

1）ラバーダムシート（図4-12のa）：厚さ，色により種類がある．
2）ラバーダムパンチ（図4-12のb,c）：露出させる歯の位置にあわせて，ラバーダムシートに穴をあける器具．穴の大きさは前歯，小臼歯，大臼歯によって異なる．
3）ラバーダムフレーム（図4-12のa）：ラバーダムシートを伸展させた状態で維持する器具．
4）ラバーダムクランプ（図4-12のd）：ラバーダムシートを歯に固定させる器具．乳歯用，前歯用，小臼歯用，大臼歯用と歯種によって使用するクランプが異なる．クランプを装着する際には誤飲を防止するために，フロスシルクを結紮しておく．萌出途上の歯は通常のクランプを装着することは難しいため，専用のクランプがある．
5）クランプフォーセプス（図4-12のe）：クランプの装着，脱離に用いる器具．

C．ラバーダム装着手順

ラバーダム装着の方法は以下の3種類がある．
1）クランプを先に歯に装着し，後からシートをクランプの後方からすべらせるように装着し，最後にフレームをつける．
2）シートにクランプをつけて，同時に歯に装着し，最後にフレームをつける．
3）シートを先にフレームにはった後，適切な位置に穿孔し，クランプをつけてすべて同時に歯に装着する（図4-13）．

3種類とも長所，欠点があるが，小児では3）の方法が短時間で行えるので写真で示す．どの方法も口腔内でのシートのすべりをよくするためにワセリンを塗布しておくとよい．

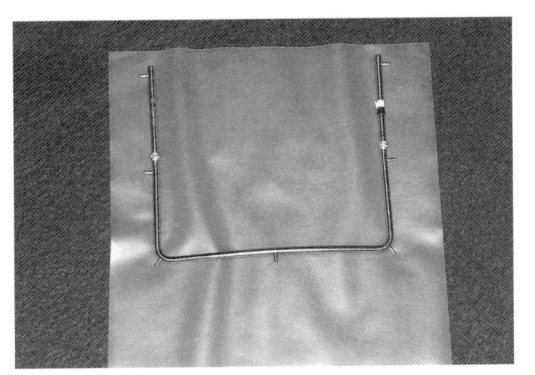

a：ラバーダムシートとラバーダムフレーム．

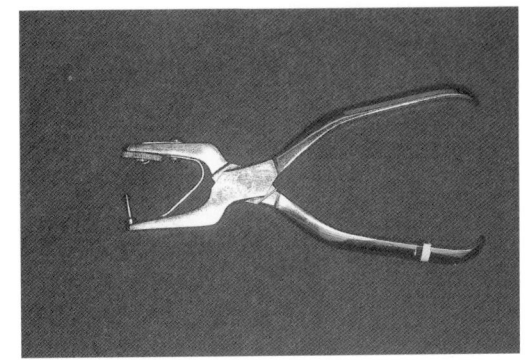

b：ラバーダムパンチ．

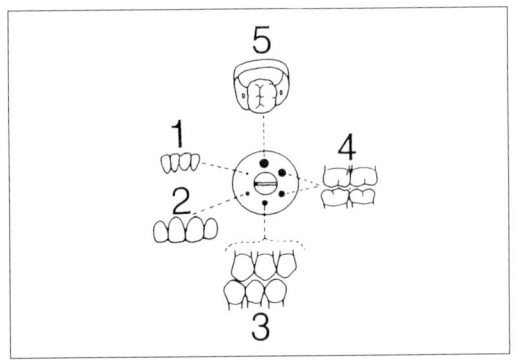

c：ラバーダムパンチの穴の大きさと適応する歯種（Pinkam：Pediatric Dentistry より）．

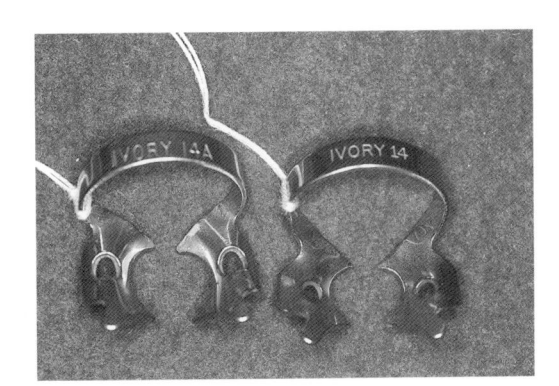

d：ラバーダムクランプ．誤飲防止のためフロスシルクを結紮しておく．萌出途上の歯には専用のクランプを用いる（左側のクランプ Ivory 14A）．

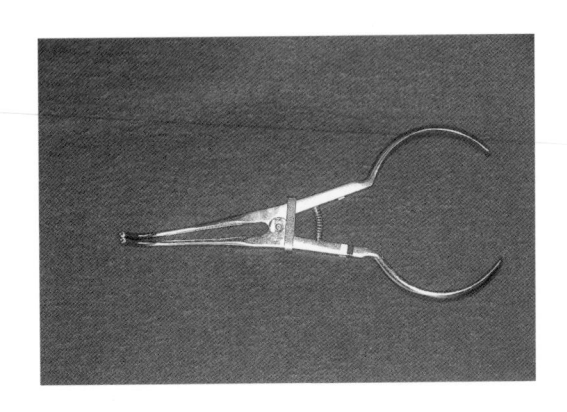

e：ラバーダムフォーセプス．

図4-12　ラバーダム防湿に必要な器具(a〜e)．

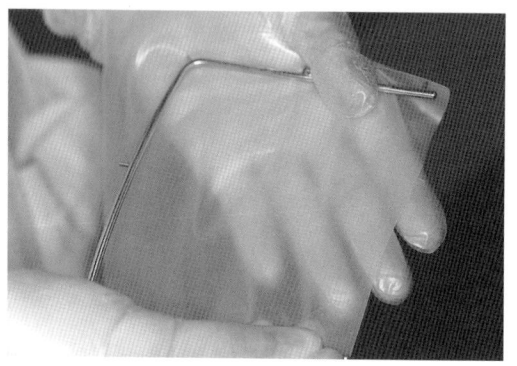

a：シートをフレームに張る．シートの上端をフレームの上端にあわせて張る．

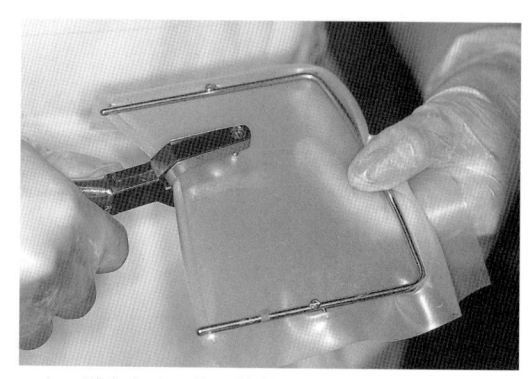

b：露出させる歯の位置をパンチで穿孔する．

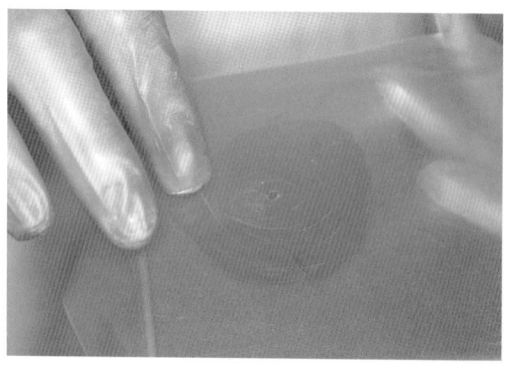

c：装着時のすべりをよくするためにシートの裏側にワセリンを塗布する．

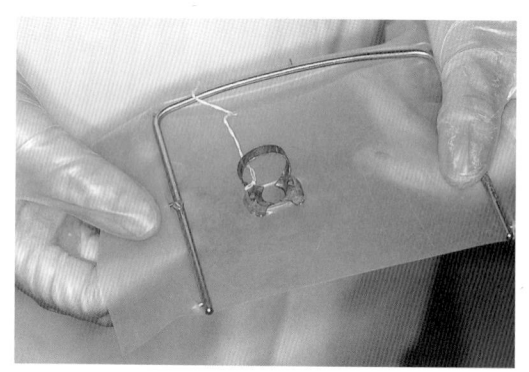

d：シートにクランプを装着．

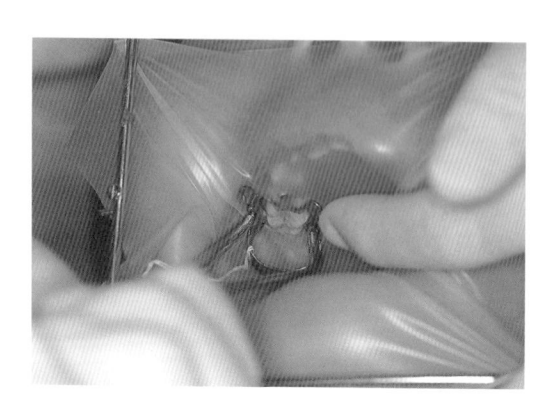

e：シート，フレーム，クランプを同時に口腔内に装着し，翼部のシートをはずして装着完了．

図4-13　ラバーダム装着の手順(a〜e)．

表4-2　乳歯の歯冠修復－アマルガム－

特性	適応症	術式	使用器材
①物理的強度がある ②歯髄為害作用がない ③適合性が良い ④縁端強度が弱い ⑤審美性が悪い ⑤変色が起こる ⑥硬化に時間がかかる ⑥環境汚染の問題	①乳臼歯 　Ⅰ,Ⅱ,Ⅴ級窩洞	①局所麻酔 ②ラバーダム防湿 ③窩洞形成 ⑤アマルガム練和 ⑥充填，形態付与 ⑦硬化待ち ⑧仕上げ研磨 　(充填後24時間 　経過して)	①5点セット ②局所麻酔に用いる器具， 　器材 ③ラバーダム防湿用器具 ④回転切削器具 ⑤齲蝕検知液 ⑥マトリックス ⑦ウエッジ ⑧アマルガム用合金 ⑨水銀 ⑩練和器 ⑪アマルガムキャリアー ⑫アマルガム充填器 ⑬アマルガムカーバー ⑭バニッシャー 　(フィニッシングバー) ⑮研磨用器具 ⑯プラスティックスト 　リップス ⑰咬合紙

4-6．小児の歯冠修復

A．乳歯歯冠修復の目的

小児に対する歯冠修復の目的は，成人に対する目的とは異なるものがある．

1) 咀嚼機能の回復：咀嚼筋の発達，咀嚼の学習に影響
2) 齲蝕の進行抑制
3) 歯髄の保護
4) 齲蝕の発症の予防：齲蝕原因菌の停滞場所の除去
5) 乳歯の歯冠近遠心幅径の保持：リーウェイスペースの確保
6) 発音機能の回復：発語，発音の発達に影響
7) 審美性の回復：精神発達に影響

B．乳歯歯冠修復の種類と適応

乳歯の歯冠修復によく用いられる修復材の特性，適応症，術式，準備する器材・器具を**表4-2〜7**に示す．多くは永久歯と同じように用いられるが，乳歯用既製金属冠は乳歯の形態的特徴を考慮した修復方法である(**図4-14**のa〜i)．

表4-3 乳歯の歯冠修復-コンポジットレジン-

特性	適応症	術式	使用器材
①歯質接着性が良い ②審美性が良い ③歯質の削除量が少なくてよい ④機械的強度が劣る ⑤1回の来院で済む	①乳前歯 　Ⅰ,Ⅲ,Ⅳ,Ⅴ級窩洞 　全部被覆 ②乳臼歯 　Ⅰ,Ⅱ,Ⅴ級窩洞 ③外傷乳前歯	①局所麻酔 ②ラバーダム防湿 ③窩洞形成 ④酸処理 ⑤ボンディング処理 ⑥充塡,形態付与 ⑦重合硬化 　(化学・光) ⑧仕上げ研磨	①5点セット ②局所麻酔に用いる器具,器材 ③ラバーダム防湿用器具 ④回転切削器具 ⑤齲蝕検知液 ⑥セルロイドストリップス ⑦ウエッジ ⑧コンポジットレジンセット(コンポジットレジン,酸処理剤,ボンディング剤) ⑨コンポジットレジン用充塡器,充塡用シリンジ ⑩光照射器,遮蔽板 ⑪研磨用器具(フィニッシングバー,ホワイトポイント) ⑫プラスティックストリップス ⑬咬合紙

表4-4 乳歯の歯冠修復－グラスアイオノマーセメント－

特性	適応症	術式	使用器材
①歯質接着性が良い ②審美性が良い ③歯質の削除量が少なくてよい ④歯髄為害作用がない ⑤フッ素除放性がある ⑥感水性が高い ⑦物理的強度が弱い	①乳前歯 　Ⅲ,Ⅴ級窩洞 ②乳臼歯 　Ⅰ,Ⅱ,Ⅴ級窩洞	①局所麻酔 ②ラバーダム防湿 ③窩洞形成 ④コンディショナー処理 ⑤練和 ⑥充填，形態付与 ⑦硬化 　(化学・光) ⑧仕上げ研磨	①５点セット ②局所麻酔に用いる器具，器材 ③ラバーダム防湿用器具 ④回転切削器具 ⑤齲蝕検知液 ⑥グラスアイオノマーセメント ⑦練板，スパチュラ ⑧セルロイドストリップス ⑨ウエッジ ⑩充填器(コンポジットレジン用も使用可)充填用シリンジ ⑪光照射器，遮蔽板(光硬化型) ⑫研磨用器具(フィニッシングバー，ホワイトポイント) ⑬プラスティックストリップス ⑬咬合紙

表4-5 乳歯の歯冠修復－メタルインレー－

特性	適応症	術式	使用器材
①物理的強度が最も優れている ②複雑な窩洞形態にも応用できる ③歯質削除量が多い ④即日修復ができない ⑤合着材が必要 ⑥脱落しやすい	①乳臼歯 　Ⅰ, Ⅱ, 級窩洞	①局所麻酔 ②ラバーダム防湿 ③窩洞形成 ⑤印象採得 ⑥咬合採得 ⑦仮封 ⑧技工操作 　（Wax up, 鋳造, 研磨） ⑨試適 ⑩咬合調整 ⑪仕上げ研磨 ⑫合着 ⑬硬化後，余剰セメントの除去	①5点セット ②局所麻酔に用いる器具，器材 ③ラバーダム防湿用器具 ④回転切削器具 ⑤齲蝕検知液 ⑥印象用トレー ⑦印象材 ⑧バイトワックス ⑨仮封材 ⑩咬合紙 ⑪咬合調整用ポイント 　（カーボランダムポイント） ⑫研磨用器具 　（ペーパーポイント，シリコンポイント，チャーモスホイール，ルージュ） ⑬合着用セメント ⑭練板，スパチュラ ⑮咬ませガーゼ ⑯探針，フロスシルク 　（隣接面のセメント除去用）

表4-6 乳歯の歯冠修復－乳歯用既製金属冠－

特性	適応症	術式	使用器材
①歯冠崩壊の大きな歯にも適応できる ②歯質の削除量が少ない ③即日処置が可能 ④保隙装置の支台として応用できる ⑤咬耗に対応できる ⑥鋳造冠に比べ歯頸部の適合性が悪い ⑦解剖学的な修復が困難 ⑧穿孔しやすい	①歯冠崩壊の大きい乳臼歯 ②エナメル質形成不全歯 ③保隙装置の支台歯	①局所麻酔 ②ラバーダム防湿 ③支台歯形成 　＊印象採得（間接法） ⑤冠の選択，試適 ⑥冠縁の適合 ⑦豊隆形成，接触点の回復，咬合面の調整 ⑧研磨 ⑨合着 ⑩余剰セメントの除去	①5点セット ②局所麻酔に用いる器具，器材 ③ラバーダム防湿用器具 ④回転切削器具 ⑤齲蝕検知液 ⑥乳歯用既製金属冠 ⑦デンチメーター ⑧ノギス ⑨金冠ばさみ ⑩ムシャーンのプライヤー ⑪ゴードンのプライヤー ⑫咬合面形成鉗子 ⑭咬合紙 ⑮研磨用器具 　（カーボランダムポイント，ペーパーポイント，シリコンポイント，チャーモスホイール，ルージュ） ⑬合着用セメント ⑭練板，スパチュラ ⑮咬ませガーゼ ⑯探針，フロスシルク（隣接面のセメント除去用）

表4-7 乳歯の歯冠修復－コンポジットレジン冠－

特性	適応症	術式	使用器材
①審美性が良い ②歯質の削除量が少なくてよい ③1回の来院で済む ④破折しやすい	①乳前歯の齲蝕，形態異常，形成不全，外傷	①局所麻酔 ②ラバーダム防湿 ③支台歯形成 ④クラウンフォームの選択，試適 ⑤酸処理 ⑥ボンディング処理 ⑥クラウンフォームへのコンポジットレジンの塡入 ⑦患歯への圧接 ⑧重合硬化 　（化学・光） ⑨クラウンフォームの除去 ⑩形態修正 ⑪仕上げ研磨	①5点セット ②局所麻酔に用いる器具，器材 ③ラバーダム防湿用器具 ④回転切削器具 ⑤齲蝕検知液 ⑥クラウンフォーム ⑦金冠ばさみ ⑧コンポジットレジンセット（コンポジットレジン，酸処理剤，ボンディング剤） ⑨コンポジットレジン用充塡器，充塡用シリンジ ⑩光照射器，遮蔽板 ⑪研磨用器具 　（フィニッシングバー，ホワイトポイント） ⑫咬合紙

図4-14 乳歯用既製金属冠による修復(a～i).

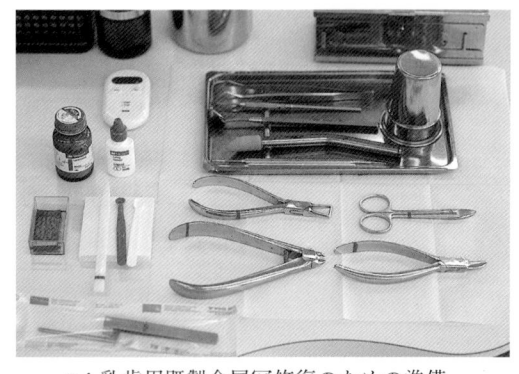

a：乳歯用既製金属冠修復のための準備．

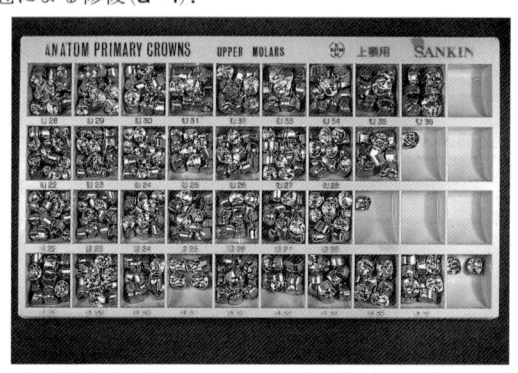

b：乳歯用既製金属冠のセット．歯頸周囲の長さによって大きさが区別されている．

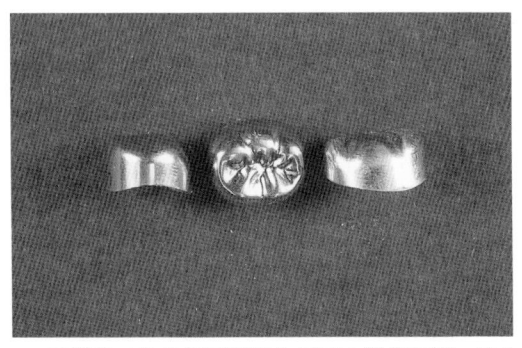

第4章 小児の歯科診療体系 55

c：下顎第二乳臼歯用既製金属冠の隣接面観，咬合面観，頬面観．

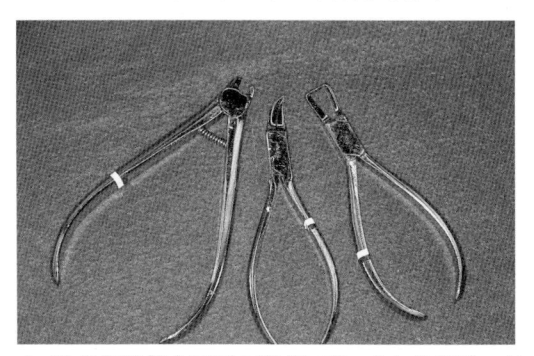

d：乳歯用既製金属冠の形成に用いられる鉗子．右からムシャーン，ゴードン，咬合面形成鉗子．

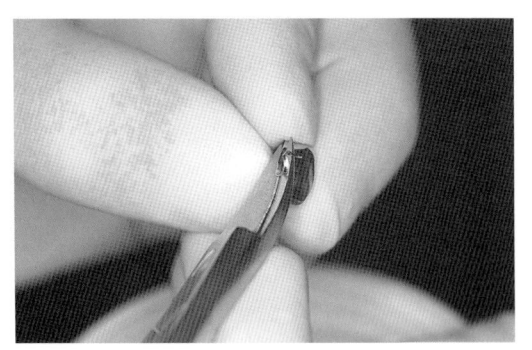

e：金冠ばさみにて歯頸部の調整．

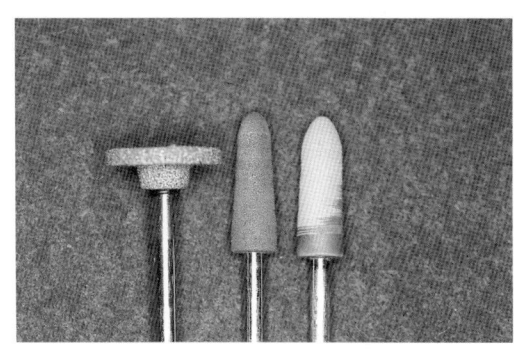

f：辺縁の調整研磨に使用されるポイント．

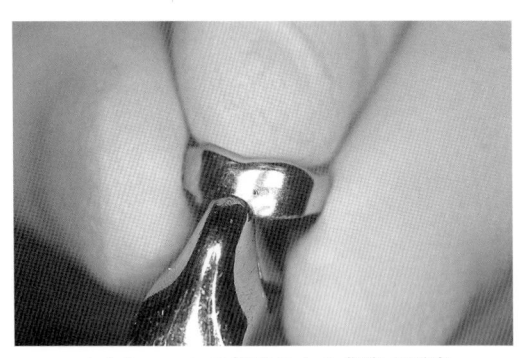

g：ムシャーンの鉗子による豊隆の形成．

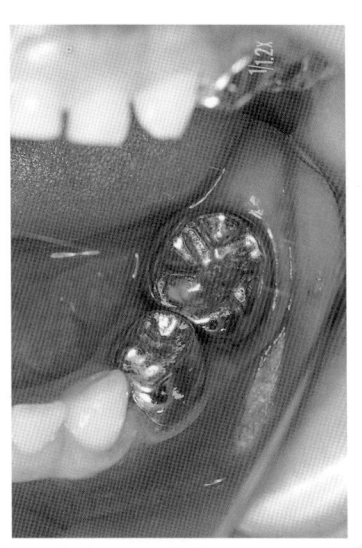

h：乳歯用既製金属冠で修復された下顎左側第一乳臼歯と第二乳臼歯．

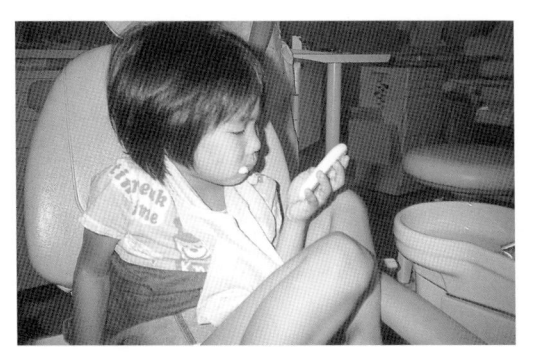

i：セメント硬化中は小児にタイマーを持たせて待たせると退屈しない．

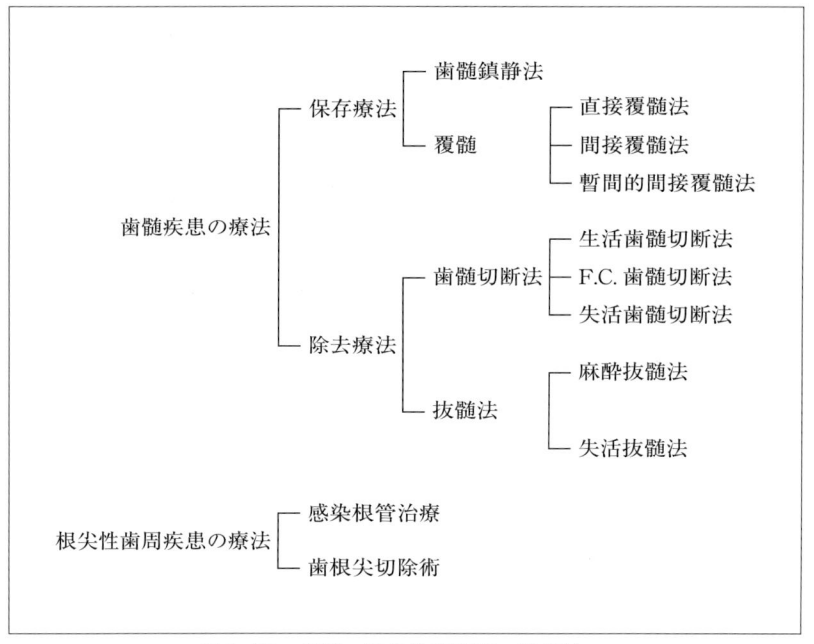

```
                                ┌─ 歯髄鎮静法
                    ┌─ 保存療法 ─┤           ┌─ 直接覆髄法
                    │           └─ 覆髄 ─────┤─ 間接覆髄法
                    │                       └─ 暫間的間接覆髄法
歯髄疾患の療法 ─────┤
                    │                       ┌─ 生活歯髄切断法
                    │           ┌─ 歯髄切断法┤─ F.C. 歯髄切断法
                    └─ 除去療法─┤           └─ 失活歯髄切断法
                                │           ┌─ 麻酔抜髄法
                                └─ 抜髄法 ──┤
                                            └─ 失活抜髄法

根尖性歯周疾患の療法 ─┬─ 感染根管治療
                      └─ 歯根尖切除術
```

図 4 -15 歯髄・根尖性歯周炎の治療法.

C. 幼若永久歯の歯冠修復

a. 種類と留意点

修復方法の種類と適応は乳歯の修復とほぼ同様であるが，幼若永久歯の特徴を考慮して以下の点に留意する.

1) 萌出途上で咬合が確定していないので，咬合面形態はあくまでも解剖学的形態とする.
2) 歯髄腔が大きく，髄角が突出しているので歯質削除量に注意する.
3) 被覆冠は歯頸線が変化するので，完全萌出し咬合が安定するまでは暫間的な修復とする.

4-7. 小児の歯内療法

小児に行われる歯髄疾患および根尖性歯周疾患の療法と術式および使用する器具，器材について図4-15と表4-8〜10に示す.

A. 乳歯の歯内療法

a. 目的

1) 疼痛の軽減.
2) 後継永久歯とのスムースな交換.
3) 炎症が永久歯胚を含む歯周組織に波及するのを防ぐ.
4) 乳歯を保存し，後継永久歯の萌出余地を保持する.

b. 歯髄炎の処置

一般に小児では自覚症状，他覚症状が不明確であるので，治療を開始して実際の歯髄の状態などから二次診断を行うことが多い．歯髄炎の処置方法には以下の方法がある.

1) **鎮静法**

目的：異常に興奮した状態を正常にまで回復させ，歯髄除去療法を行うことなく生活したまま歯髄を保存させる.

適応症：急性単純性歯髄炎(齲蝕，窩洞形成，外傷，咬耗による)

表4-8　小児の歯内療法①

	術式	使用器具，器材，薬剤
直接覆髄法	①局所麻酔 ②ラバーダム防湿 ③施術野の消毒 ④齲窩の開拡，軟化象牙質の除去 ⑤露髄部分の洗浄 ⑥覆髄剤の貼布 ⑦裏装 ⑧修復	①局所麻酔器具，薬剤 ②ラバーダム防湿器具一式 ③綿棒，ヨード，アルコール ④回転切削器具，エキスカベーター，齲蝕検知液 ⑤ミニウムシリンジ，生理的食塩水 ⑥練板，スパチュラ，小綿球，覆髄剤 　（水酸化カルシウム製剤，酸化亜鉛ユージノールセメントなど） ⑦裏装器，裏装材（グラスアイオノマーセメント，燐酸亜鉛セメントなど）
暫間的間接覆髄法	＜第1回目の処置＞ ①局所麻酔 ②ラバーダム防湿 ③施術野の消毒 ④齲窩の開拡 ⑤軟化象牙質の除去 　一層残して除去 ⑤露髄部分の洗浄 ⑥覆髄剤の貼布 ⑦裏装 ⑧仮封あるいは暫間修復 ＜第2回目の処置＞ ⑨エックス線診査 ⑩ラバーダム防湿 ⑪施術野の消毒 ⑫残存した軟化象牙質の除去 ⑬覆髄剤の貼布 ⑭裏装 ⑮歯冠修復	①局所麻酔器具，薬剤 ②ラバーダム防湿器具一式 ③綿棒，ヨード，アルコール ④回転切削器具，エキスカベーター ⑤ミニウムシリンジ，生理的食塩水 ⑥練板，スパチュラ，小綿球，覆髄剤（水酸化カルシウム製剤，酸化亜鉛ユージノールセメントなど） ⑦裏装器，裏装材（グラスアイオノマーセメント，燐酸亜鉛セメントなど） ⑧仮封材（グラスアイオノマーセメント，アマルガム，既製金属冠など） ⑨エックス線フィルム ⑩ラバーダム防湿器具一式 ⑪綿棒，ヨード，アルコール ⑫回転切削器具，エキスカベーター ⑬練板，スパチュラ，小綿球，覆髄剤 　（水酸化カルシウム製剤，酸化亜鉛ユージノールセメントなど） ⑭裏装器，裏装材（グラスアイオノマーセメント，燐酸亜鉛セメントなど）

表4-9　小児の歯内療法②

	術式	使用器具，器材，薬剤
FC断髄法	①局所麻酔 ②ラバーダム防湿 ③施術野の消毒 ④齲窩の開拡 ⑤天蓋の除去 　髄室の開拡 ⑥冠部歯髄の除去 ⑦歯髄の切断 ⑧洗浄 ⑨切断面をFC綿球で固定 　（3分間） ⑩覆髄 ⑪裏層 ⑫歯冠修復	①局所麻酔器具，薬剤 ②ラバーダム防湿器具一式 ③綿棒，ヨード，アルコール ④回転切削器具（ダイヤモンドポイト） ⑤～⑦フィッシャーバー，ラウンドバー 　エキスカベーター ⑧ミニウムシリンジ，生理食塩水，綿球 ⑨FC，綿球 ⑩酸化亜鉛ユージノールセメント，綿球 ⑪裏装器，裏装材（グラスアイオノマーセメント，燐酸亜鉛セメントなど） ⑫修復材
水酸化カルシウム法	①局所麻酔 ②ラバーダム防湿 ③施術野の消毒 ④齲窩の開拡 ⑤天蓋の除去 　髄室の開拡 ⑥冠部歯髄の除去 ⑦歯髄の切断 ⑧洗浄 ⑨切断面を水酸化カルシウムで覆髄 ⑩裏層 ⑪歯冠修復	①局所麻酔器具，薬剤 ②ラバーダム防湿器具一式 ③綿棒，ヨード，アルコール ④回転切削器具（ダイヤモンドポイト） ⑤～⑦フィッシャーバー，ラウンドバー 　エキスカベーター ⑧ミニウムシリンジ，生理食塩水，綿球 ⑨水酸化カルシウム製剤 ⑩裏装器，裏装材（グラスアイオノマーセメント，燐酸亜鉛セメントなど） ⑪修復材

表4-10 小児の歯内療法③

	術式	使用器具，器材，薬剤
幼若永久歯の抜髄・感染根管治療	①局所麻酔 ②ラバーダム防湿 ③施術野の消毒 ④齲窩の開拡，天蓋の除去，髄室の開拡 ⑤抜髄 ⑥根管長の計測 ⑦根管の拡大・清掃 ⑧根管治療薬の貼布 ⑨仮封 根尖閉鎖の確認後 ⑨ラバーダム防湿 ⑩施術野の消毒 ⑪根管の清掃 ⑫根管長の計測 ⑬根管充填 ⑭エックス線診査 ⑮裏装 ⑯暫間修復	①局所麻酔器具，薬剤 ②ラバーダム防湿器具一式 ③綿棒，ヨード，アルコール ④回転切削器具，エキスカベーター ⑤クレンザー ⑥根管長測定器 ⑦リーマー，ファイル，ブローチ，ミニウムシリンジ，3％オキシドール 　6％次亜塩素酸ナトリウム液 ⑧水酸化カルシウム製剤 ⑨仮封材（グラスアイオノマーセメント，酸化亜鉛ユージノールセメント） ⑨ラバーダム防湿器具一式 ⑩綿棒，ヨード，アルコール ⑪ミニウムシリンジ，3％オキシドール 　6％次亜塩素酸ナトリウム液 ⑫根管長測定器 ⑬根管充填器，練板，スパチュラ，根管充填剤（ガッタパーチャーポイント，など） ⑭エックス線フィルム ⑮裏装器，裏装材（グラスアイオノマーセメント，燐酸亜鉛セメントなど）

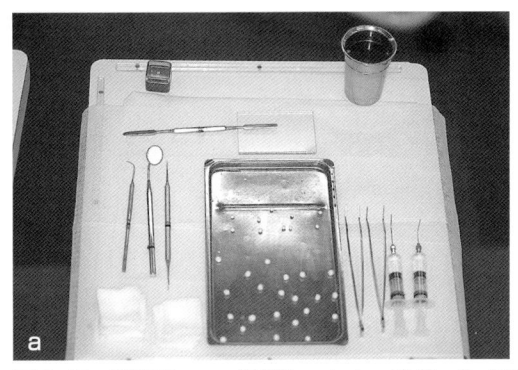

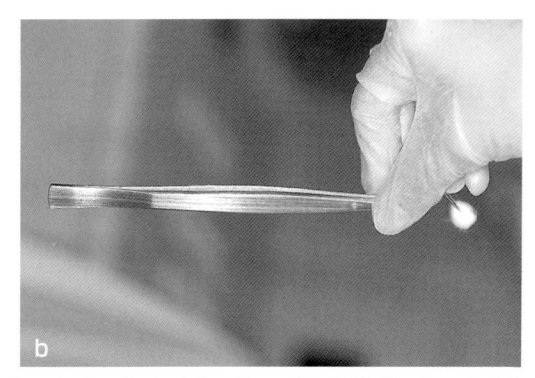

図4-16 断髄法．a：断髄法のための準備．診査用セット，セメントスパチュラ，ガラス練板，ミニウムシリンジ，ガーゼ，綿球．あらかじめ大小の綿球を用意しておく．b：断髄法では器具の受け渡しが頻繁に行われる．その際，介補者は術者が受け取りやすいように器具を把持する．

応用薬剤：酸化亜鉛ユージノールセメント，酸化亜鉛クレオソートセメント

2）直接覆髄法

目的：非感染性歯髄が偶発的に一部露髄したとき，これを保護し生活したまま保存するとともに瘢痕化治癒を助長し，かつ象牙質形成能を鼓舞し一部欠損した髄腔壁象牙質の新生をうながす．

適応症：健康歯髄が無菌的状態下にあって偶発的に露髄した場合に限られる．

応用薬剤：水酸化カルシウム製剤，ヨードホルム加水酸化カルシウム製剤，レジンセメント

3）間接覆髄法

目的：窩洞内あるいは支台歯形成面直下の髄腔壁に積極的に第三象牙質(修復象牙質)の新生添加を促し，外来刺激を遮断する．

適応症：歯髄が健全な症例あるいは急性単純性歯髄炎の鎮静後

応用薬剤：酸化亜鉛ユージノールセメント，水酸化カルシウム製剤，レジンセメント

4）暫間的間接覆髄法(深在性齲蝕除去療法，G.C.R.P)

目的：軟化象牙質を除去すると露髄する深在性齲蝕で，軟化象牙質を一層残したまま薬剤の効果により窩底直下の髄腔壁に第三象牙質を形成させ，残存した軟化象牙質を完全除去することで生活歯髄に触れることなく処置する．

適応症：露髄をしていない深在性齲蝕

応用薬剤：酸化亜鉛ユージノールセメント，水酸化カルシウム製剤

5）生活歯髄切断法(図4-16)(水酸化カルシウム法)

目的：病的な冠部歯髄を除去し，水酸化カルシウム糊剤で覆髄しDentin bridgeを形成させることで根部歯髄を生活したまま保存させる．

適応症：歯髄の炎症が冠部歯髄に限局している，急性化膿性歯髄炎，慢性潰瘍性歯髄炎，慢性増殖性歯髄炎，外傷による露髄

応用薬剤：水酸化カルシウム製剤

6）FC断髄法(図4-16)

目的：病的な冠部歯髄を除去し，根部歯髄をFCにより凝固壊死させ炎症が根尖部まで波及するのを防止する．

適応症：生活歯髄切断法と同様

応用薬剤：FC，酸化亜鉛ユージノールセメント

7）失活歯髄切断法

目的および適応症は他の断髄法と同様だが，

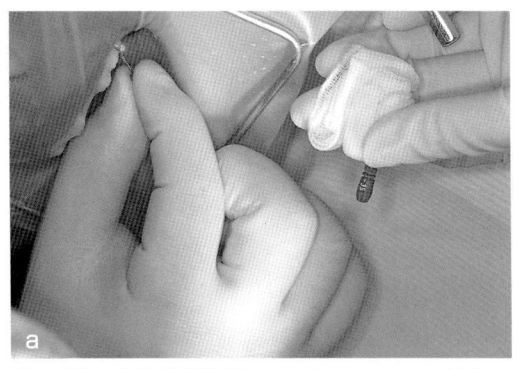

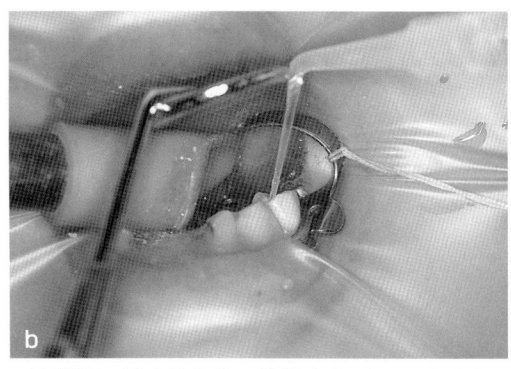

図4-17 感染根管治療．**a**：リーマーでの拡大．リーマーは順番に渡せるように準備する．**b**：10%オキシドールと10%次亜鉛素酸ナトリウムでの交互洗浄．

局所麻酔薬に禁忌な患児などの特殊な場合を除いて乳歯，幼若永久歯には用いない．

応用薬剤：亜砒酸製剤，パラホルム製剤

8）抜髄法

目的：炎症が根部歯髄の大部分に波及した歯髄を除去することで，根尖歯周組織および後続永久歯歯胚に影響を及ぼすことを防止する．

適応症：炎症が根部歯髄まで波及している急性化膿性歯髄炎，慢性潰瘍性歯髄炎，慢性増殖性歯髄炎

c．根尖性歯周炎の処置

根尖性歯周炎の処置としては感染根管治療，根尖切除術があげられるが，乳歯では根尖切除術は行わない．

1）感染根管治療

目的：感染源を除去することで後継永久歯に対する悪影響を防止し，歯根の病的吸収を停止させ乳歯を交換期まで保存する（**図4-17**）．

適応症：歯髄壊疽，根尖性歯周炎の乳歯で，歯根の吸収程度が1/4以下の歯

応用薬剤：ホルモクレゾール，グアヤコール，水酸化カルシウムなど．

B．幼若永久歯の歯内療法

a．目的

歯根未完成歯である幼若永久歯の歯内療法は，疼痛の軽減ならびに歯根の発育，完成あるいは根尖の閉鎖を目的とする．

b．留意点

1）正常な歯根発育には歯髄を生活させておくことが不可欠である．そのため幼若永久歯の歯内療法は歯髄を生活したまま保存することに留意しなければならない．もし歯髄が失活した場合には，根尖を閉鎖させる処置が必要となる．

2）抜髄および感染根管治療時の清掃・拡大は，根尖の拡大は避け化学的清掃のみを行う．

c．歯髄炎の処置

1）鎮静法

適応症および術式とも乳歯と同様．

2）直接覆髄法

適応症および術式とも乳歯と同様．

3）間接覆髄法

適応症および術式とも乳歯と同様．

4）暫間的間接覆髄法

適応症および術式とも乳歯と同様だが，幼若永久歯は成熟永久歯と比較して髄腔壁象牙質の厚径が小さく，髄角も高く突出しているため，

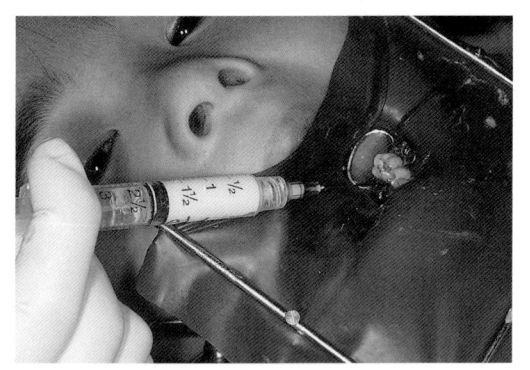

図4-18 水酸化カルシウム製剤．乳歯および幼若永久歯の根管治療薬，根管充填剤として水酸化カルシウム製剤が用いられる．シリンジで根管内に注入している．

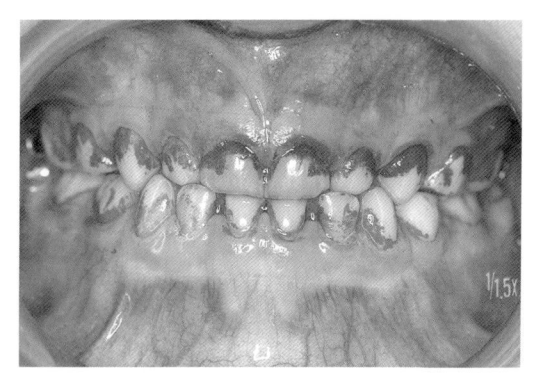

図4-19 染色された口腔内．プラークの付着状況の診査は，口腔内を染色しプラーク指数を算出する．

成熟永久歯では露髄する危険性の少ない深在性齲蝕でも幼若永久歯では露髄する危険性が高い．したがって暫間的間接覆髄法は幼若永久歯でとくに適応症となる．

5）生活歯髄切断法

目的：歯根未完成な永久歯の根部歯髄を生活させ歯根の完成を図る．このときの歯根の治癒形態をアペキソゲネーシスという．

適応症：急性単純性歯髄炎，慢性単純性歯髄炎，急性化膿性歯髄炎，慢性潰瘍性歯髄炎，慢性増殖性歯髄炎で炎症が歯冠部歯髄に限局した歯，外傷による露髄歯

応用薬剤：水酸化カルシウム製剤

6）抜髄法

目的：炎症が根部歯髄の大部分に波及した歯髄を除去することで根尖歯周組織に炎症が及ぶことを防止し，正常な歯根形成過程の失われた未完成根尖部に硬組織を添加させ，根尖孔の狭窄あるいは閉鎖を期待する．

適応症：急性化膿性歯髄炎，慢性潰瘍性歯髄炎，慢性増殖性歯髄炎で炎症が歯根部歯髄まで及んでいる歯．

応用薬剤：水酸化カルシウム製剤

7）感染根管治療法

目的：感染根管治療により患歯の保存を図り，正常な歯根形成過程の失われた未完成根尖部に硬組織を添加させ，根尖孔の狭窄あるいは閉鎖を期待する．抜髄時も同様で，このときの歯根の治癒形態をアペキシフィケーションという．

応用薬剤：水酸化カルシウム製剤

＊水酸化カルシウムはスーパー治療薬

水酸化カルシウムは殺菌作用，硬組織形成促進能，鎮静作用，止血作用があるため，覆髄剤，根管治療薬として頻繁に用いられている（**図4-18**）．

4-8．小児の歯周疾患の処置

歯周疾患は成人の疾患ではなく小児の頃から発症し，放置することで増悪している．

A．診査

1）プラークの付着状況：口腔内のプラークを染色液で染め出して，プラーク指数を算出する（**図4-19**）．

2）歯石の付着状況

3）歯周ポケットの進行程度：歯周探針でプロービングする．

4）エックス線診査：パノラマ撮影法，標準法が多く用いられる．

B. 予防

歯周疾患の予防は、プラークの為害作用とプラークを除去することの重要性を患児および保護者に十分理解させることから始めなければならない。動機づけがしっかりとできたら、個人に適切なプラークコントロールの方法を指導する。

C. 処置

a. 初期治療

1）緊急処置
急性の炎症を起こしている場合には消炎、鎮痛が優先される。

2）プラークコントロール
歯周疾患の進行の阻止や改善を図るため、正しいプラークコントロールの方法を指導し実践させる。

3）歯石除去
歯肉縁上および縁下の歯石を完全に除去し、歯肉を健康な状態に回復する。

b. 再評価
初期治療が終了したら、口腔衛生状態や歯周組織の状態を再度診査する。再評価の結果によっては外科処置が必要となる。

c. メインテナンス
治療が終了し改善された口腔状態を長期間維持するためにメインテナンスが必要である。小児歯科では定期診査のなかで歯周組織のメインテナンスも行う。

4-9. 外科処置

A. 乳歯の抜歯

a. 適応症

1）保存不可能な乳歯
①歯質の崩壊が著しく修復困難な歯

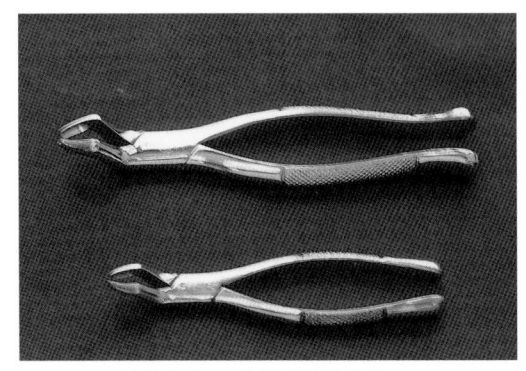

図4-20 乳歯用抜歯鉗子．

②根尖病巣が大きく、歯内療法の困難な歯
③顎骨の化膿性炎症の原因となっている歯
④歯根尖が露出した歯
⑤歯根吸収が1/3まで進行した感染根管歯
⑥外傷で保存不可能な歯

2）咬合誘導上、抜歯の必要な歯
①永久歯の萌出を妨げている乳歯
②晩期残存歯
③連続抜去法の対象歯
④歯列不正の原因となる過剰歯、埋伏歯

3）その他
①授乳障害、リガ・フェーデ病の原因となっている歯
②全身疾患をもつ小児で感染源となる可能性のある歯

b. 器材
抜歯に用いる器具は永久歯に用いる器具と基本的にはかわらないが、器具によっては乳歯専用のものがある。

1）局所麻酔用器具、薬剤
2）挺子（ヘーベル）
3）乳歯用鉗子（図4-20）：サイズの小さい乳歯用鉗子を使用する。
4）残根鉗子
5）鋭匙：乳歯の抜歯では、後継永久歯を考慮して鋭匙による掻爬は行わない場合がある。

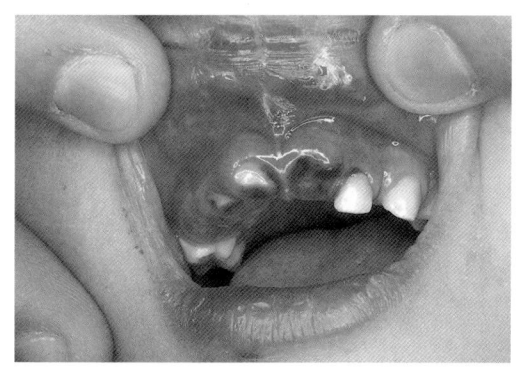

図4-21 乳歯の埋入．3歳の小児．転倒により上顎左側乳中切歯，右側乳中切歯，乳側切歯，乳犬歯が埋入した．

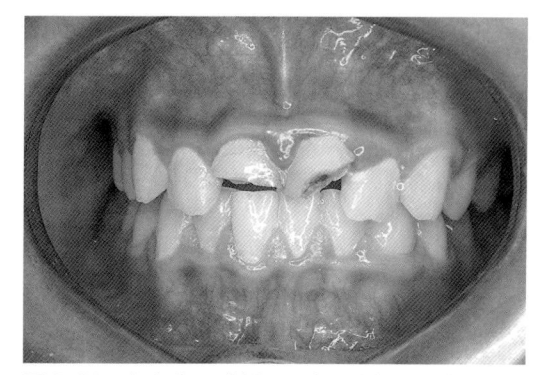

図4-22 永久歯の破折．12歳の小児．衝突により上顎両側中切歯が破折し，露髄が認められる．

c．留意点

1）本人，保護者の同意が必要．
2）器具は患児の目に触れないようにする．
3）完全に止血したことを確認する．
4）麻酔後の咬傷に対する注意を本人および保護者にしておく．
5）抜歯窩を指で触らないように注意しておく．
6）止血液，過度なうがいはさせない．

B．歯の外傷

a．外傷歯の状況

1）好発部位：乳歯，永久歯とも上顎中切歯が多い．
2）好発年齢：乳歯では一人歩きを始める1〜2歳頃，幼若永久歯では行動が活発になり，歯並びも前歯部が一過性の不正咬合を呈する7〜9歳頃に受傷することが多い．
3）男女比：女子に比べて男子が多い．
4）原因：乳歯では転倒が多く，永久歯では衝突が多い傾向がある．最近では交通事故や幼児虐待によるものもある．
5）症状：乳歯では歯の周囲の支持骨が軟らかいため，歯の脱臼が多くみられる．一方，永久歯では歯根が完成すると破折が多くみられるようになってくる（図4-21,22）．

b．外傷の分類

歯の外傷は受傷から治療完了までの経過時間が予後を大きく左右する．したがって外傷歯の処置は速やかに治療方針を決定して開始しなければならない．そこであらかじめ外傷歯を分類し適切な治療方針を立てておくことは意義がある．外傷歯の分類にはEllisの分類やAndreasenの分類がよく用いられている．とくにAndreasenの分類は世界的に応用されており，治療方針に直結している．ここではAndreasenの分類と乳歯，永久歯に対する処置方針について述べる．

〈Andreasenの分類と治療方針〉

1）歯の硬組織と歯髄の外傷

①エナメル質亀裂
歯の実質欠損を伴わないエナメル質のひび
処置：観察，レジンによるエナメル質表面の封鎖

②エナメル質破折
エナメル質に限局した歯の実質欠損を伴った破折
処置：鋭縁の削合，歯冠修復

③エナメル質-象牙質破折
エナメル質と象牙質に限局した歯の実質欠損

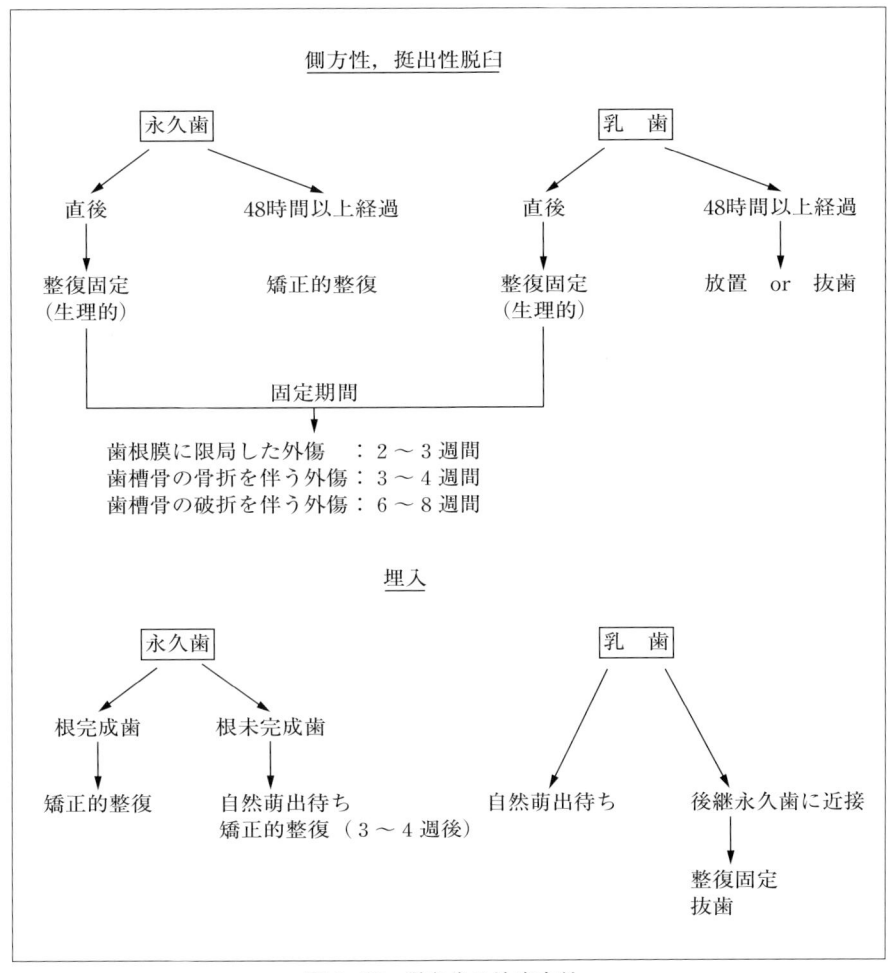

```
              側方性，挺出性脱臼
        ┌──────┴──────┐
      ┌永久歯┐       ┌乳 歯┐
      ┌──┴──┐        ┌──┴──┐
      直後  48時間以上経過   直後  48時間以上経過
      │        │         │        │
    整復固定  矯正的整復  整復固定  放置 or 抜歯
    (生理的)              (生理的)
        └────────┬────────┘
              固定期間
        歯根膜に限局した外傷　　　：2～3週間
        歯槽骨の骨折を伴う外傷：3～4週間
        歯槽骨の破折を伴う外傷：6～8週間

                埋入
        ┌──────┴──────┐
      ┌永久歯┐        ┌乳 歯┐
      ┌──┴──┐        ┌──┴──┐
    根完成歯  根未完成歯  自然萌出待ち  後継永久歯に近接
      │        │                        │
    矯正的整復  自然萌出待ち            整復固定
             矯正的整復（3～4週後）    抜歯
```

図 4-23 脱臼歯の治療方針．

を伴った破折で，露髄を伴わないもの
　処置：鎮静後歯冠修復，覆髄後歯冠修復，破折片の接着
　④複雑歯冠破折
　エナメル質と象牙質を含む破折で，露髄を伴うもの
　処置：覆髄，断髄，抜髄
　⑤単純歯冠―歯根破折
　エナメル質と象牙質およびセメント質を含む破折で，露髄を伴わないもの
　処置：破折片除去し，鎮静後歯冠修復，覆髄後歯冠修復，破折片の接着
　⑥複雑歯冠―歯根破折

エナメル質と象牙質およびセメント質を含む破折で，露髄をともなうもの
　処置：破折片除去し歯内療法後，破折面の外科的露出あるいは根尖側破折片の矯正的，外科的挺出
　⑦歯根破折
　象牙質，セメント質，歯髄を含む破折．根未完成の歯では発症しにくい
　処置：強固な固定（2～3か月），抜歯（縦破折）

2）歯周組織への外傷
　①打撲
　歯の支持組織への外傷で歯の異常な動揺や変

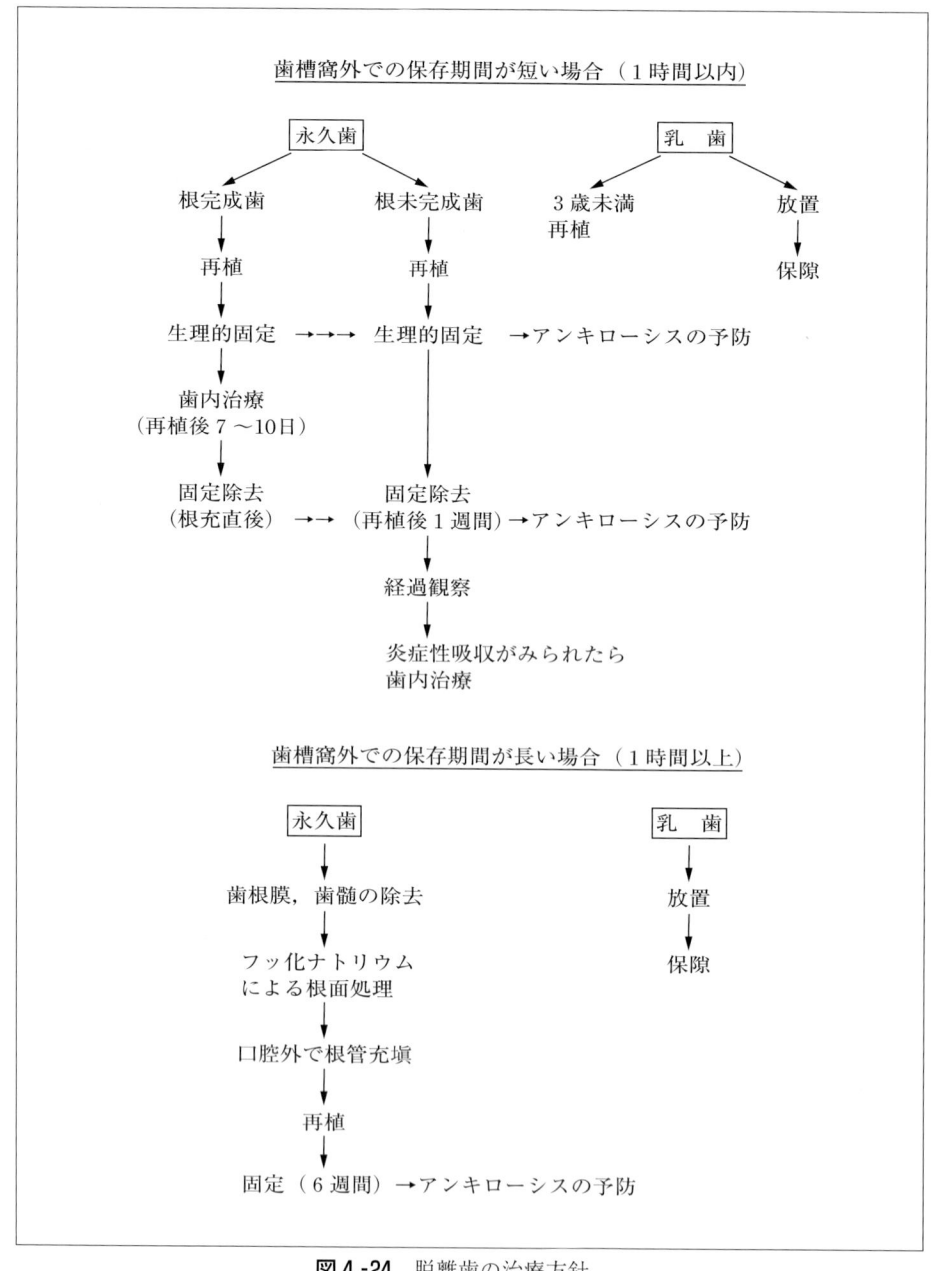

```
歯槽窩外での保存期間が短い場合（1時間以内）

          永久歯                        乳　歯
     ┌─────┴─────┐              ┌─────┴─────┐
   根完成歯    根未完成歯        3歳未満        放置
     ↓            ↓              再植           ↓
    再植         再植              ↓            保隙
     ↓            ↓
  生理的固定 →→ 生理的固定 →アンキローシスの予防
     ↓            ↓
  歯内治療
  （再植後7～10日）
     ↓            ↓
   固定除去      固定除去
  （根充直後）→→（再植後1週間）→アンキローシスの予防
                  ↓
                経過観察
                  ↓
             炎症性吸収がみられたら
                歯内治療


歯槽窩外での保存期間が長い場合（1時間以上）

          永久歯                   乳　歯
            ↓                       ↓
      歯根膜，歯髄の除去             放置
            ↓                       ↓
       フッ化ナトリウム              保隙
       による根面処理
            ↓
       口腔外で根管充填
            ↓
           再植
            ↓
       固定（6週間）→アンキローシスの予防
```

図4-24 脱離歯の治療方針.

位をともなわないが，明らかに打診反応を示すもの

　処置：安静

②亜脱臼

　歯の支持組織への外傷で歯の異常な動揺をともなうが，変位を伴わないもの

　処置：固定（2週間）

③挺出性脱臼

歯冠側への部分的変位

　処置：整復固定（2～3週間）あるいは抜歯が行われるが，受傷後の経過時間により処置方針がことなる(図4-23).

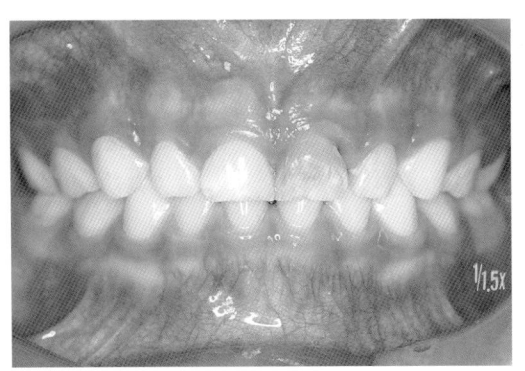

図4-25 乳歯外傷後の歯髄障害．受傷3か月後，歯髄の失活により上顎左側乳中切歯の歯冠部が変色している．

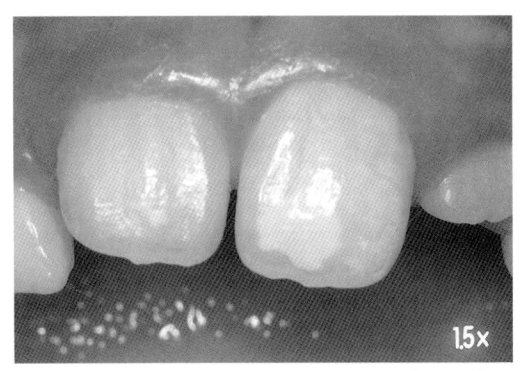

図4-26 乳歯の外傷が後継永久歯に与える影響．乳中切歯の外傷により，その後継永久歯の中切歯歯冠部に歯の構造の障害を示す白斑が生じている．

④側方性脱臼

側方への部分的変位

処置：受傷後の経過時間により処置方針が異なる．整復固定する場合には2～3週間が適当である（図4-23）．

⑤埋入性脱臼

歯槽窩の中への歯の変位

処置：受傷後の経過時間により処置が異なる．萌出待ち，整復固定，抜歯が選択される．乳歯の場合には乳歯根と後継永久歯の位置が近い場合には抜歯する（図4-23）．

⑥脱離

歯槽窩からの完全な離脱

処置：再植固定および歯内療法が行われるが，受傷後の経過時間により処置方針が異なる（図4-24）．脱離歯の保存方法は口腔内に保存あるいは滅菌パック入りのミルクに浸けて歯科医院に持参してもらう．

c．外傷の影響

1）受傷歯に対する影響

外傷を受けた歯は時間の経過とともに歯髄障害を起こすことがある．定期的に診査を行い，徴候がみられたら歯内療法が必要である（図4-25）．

2）永久歯に対する影響

乳歯が外傷を受けるとその後継永久歯になんらかの障害がでることがある．低年齢で受傷した場合にはエナメル質減形成などの構造の異常が出現しやすく，年齢が高くなると萌出の異常が出現しやすくなる（図4-26）．

4-10．咬合誘導

A．咬合誘導とは

小児の咬合を考えるときに，小児歯科学では咬合誘導という言葉がよく使われている．咬合誘導とは，歯の形成がはじまる頃から乳歯列期，混合歯列期，永久歯列期へと歯列および咬合が発育していく過程で，正常咬合の確立を乱す因子の発生を予防したり，あるいは早期に処置を行うことをいう．すなわち小児に対する齲蝕予防，修復処置，歯内療法，補綴処置，外科処置，矯正処置などのすべての処置が咬合誘導のための手段であり，咬合誘導と言う言葉は小児歯科学の理念といえる．そのなかでとくに歯列・咬合の管理に関する処置を狭義の意味で咬合誘導と称している．

表 4-11 習癖の発現頻度(伊出ら)

	吸指癖	咬爪癖	口呼吸	咬唇癖
男児	22.5	9.5	5.5	3.4
女児	24.1	10.3	4.2	2.5
計	23.3	9.9	4.8	3.0

(%)

B. 口腔習癖

　口腔習癖は，長期間継続すると歯列異常や咬合異常の原因となることがある．小児にみられる口腔習癖には，吸指癖，咬爪癖，咬唇癖，口呼吸，弄舌癖，異常嚥下癖などがあげられる．このうち最も発現頻度の高いものは吸指癖で，ついで咬爪癖である(**表4-11**)．しかしこれらの習癖の多くは増齢にともなって消失していく場合が多く，すべての吸指癖あるいは咬爪癖が歯列異常や咬合異常の原因となるわけではない．吸指癖は0歳代に開始し，3歳で終了するものが多く，咬爪癖は3歳で開始，4〜6歳で終了するものが多い．

a. 吸指癖

　吸指癖は3歳未満の低年齢児によくみられ，徐々に消失していくことから，発達過程の一現象であり生理的なものとする意見もあるが，原因は明らかではない．3歳ごろに消失していくことが最も多いが，年齢が進んでも消失せず継続されると，歯列や咬合に悪影響を及ぼす因子となる．吸引する指は拇指が最も多く第一関節の付近に"吸いたこ"がみられることがある．吸指癖が歯列に与える影響は，上顎前歯の唇側傾斜あるいは移動，下顎前歯の舌側傾斜と圧下による開咬である(**図4-27, 28**)．さらに口蓋の形態も影響を受け，狭窄してくる．このような不正の程度は習癖の継続期間，頻度，強さによって異なる．吸指癖によって歯列不正が生じた場合には，やめさせるだけである程度までは改善を期待できるので，吸指癖を除去することを優先させる．吸指癖の除去方法としては以下の方法があげられる．

　1) 患者に習癖による障害を説明し，やめるように説得していく．

　2) 指のかわりにおしゃぶりを使用させる．おしゃぶりは変形した顎の矯正にも応用される．

　3) 指にガーゼを巻いたりフィンガーサックを装着することで，吸引しても圧が加わらない状態にする．

　4) 口腔内に口腔習癖除去装置を装着し，指

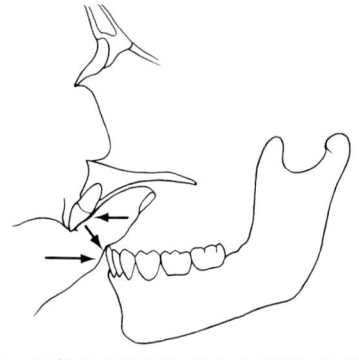

図4-27 吸指癖が歯列に与える影響．吸指癖により上顎前歯の唇側傾斜と下顎前歯の舌側傾斜および圧下が起る．

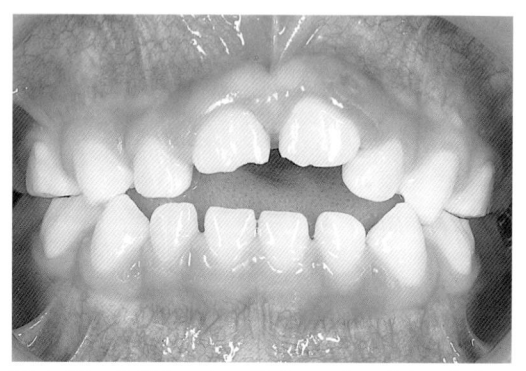

図4-28 吸指癖による開咬．3歳の女児，拇指の吸引癖がある．

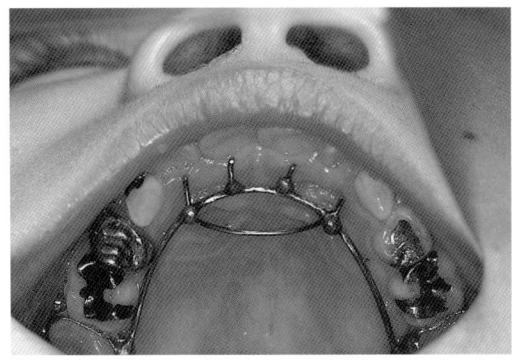

図4-29 口腔習癖除去装置．小児が指を挿入した際に意識をさせる目的で舌側弧線装置にクリブが付与してある．

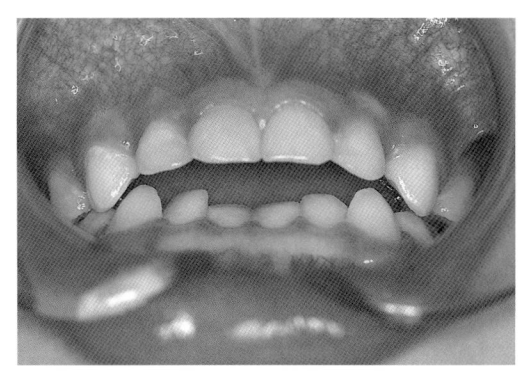

図4-30 咬唇癖による開咬．上口唇の咬唇癖により生じた開咬．下顎前歯の著しい舌側傾斜がみられる．

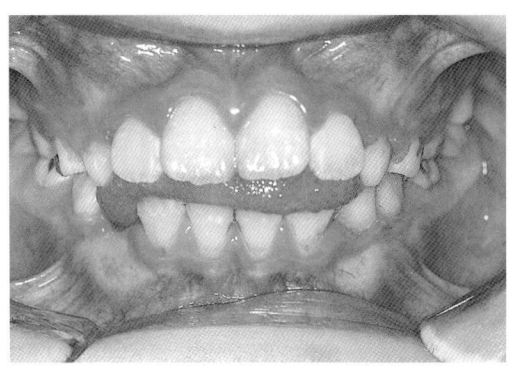

図4-31 嚥下時にみられる舌突出癖．その結果，開咬を呈している．

を挿入したときに意識させる（図4-29）．

習癖の除去は患者にまずよく説明し，意識させることが大切であり，患者に与えるストレスを十分考慮し，むやみに装置を用いるべきではない．

b．咬唇癖

通常は下口唇を咬むことが多く，結果として上顎前歯の唇側傾斜と下顎前歯の舌側傾斜による開咬がみられる（図4-30）．改善方法として，リップバンパーと呼ばれる習癖除去装置が使用される．

c．弄舌癖

弄舌癖のなかで最もよくみられるものは舌突出癖である．原因としては異常嚥下，低位舌，舌小帯の付着異常，鼻疾患による口呼吸，吸指癖により生じた開咬部への舌の突出などがあげられる．なかでも異常嚥下との関連性は深く，ほとんどの舌突出癖は異常嚥下を随伴している（図4-31）．したがって舌突出癖に対する処置は異常嚥下に対する処置にもなる．舌突出癖は開咬を生じさせたり，吸指癖により生じた開咬をさらに悪化させることにもなるため早期の処置が必要である．処置として筋機能訓練が行われる．

C．保隙

a．目的

乳歯が生理的な脱落期より早期に喪失したり，永久歯が喪失した場合には隣在歯や対合歯がその空隙に向かって傾斜，移動する可能性があり，不正咬合の原因となる．とくに乳歯の早期喪失は後継永久歯の萌出余地を失うことになるので，後継永久歯の萌出まで喪失部位の空隙を保持しておく必要がある．空隙を保持しておくことを保隙といい，そのために用いられる装置を保隙装置という．

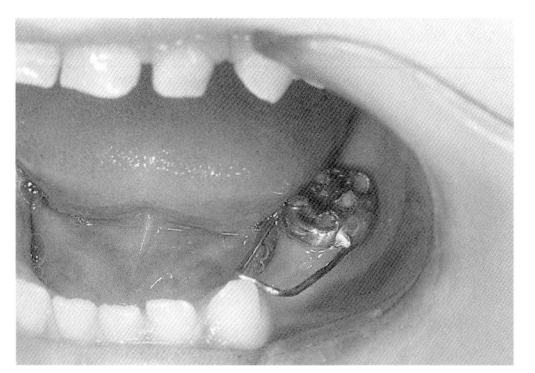

図4-32 クラウンループ保隙装置．第一乳臼歯の早期喪失に対して，保隙に用いられたクラウンループ保隙装置．

b．保隙装置の種類

1）クラウンループ保隙装置（図4-32）

〈適応症〉

①乳歯列期，混合歯列期の片側性第一乳臼歯早期喪失症例

②混合歯列期の片側性第二乳臼歯早期喪失症例

③ディスタルシュー保隙装置装着後，第一大臼歯が萌出した症例

2）ディスタルシュー保隙装置（図4-33）

〈適応症〉

①第一大臼歯の萌出する前に，第二乳臼歯が保存不可能で抜歯が必要な症例

3）舌側弧線保隙装置（リンガルアーチ）（図4-34）

〈適応症〉

①下顎において第一大臼歯の萌出が完了し前歯群の交換が完了している，乳側方歯群の多数歯早期喪失症例

②クラウンループ保隙装置，ディスタルシュー保隙装置の撤去後，引き続き保隙の必要な症例

③乳歯列期の下顎両側第一乳臼歯の早期喪失

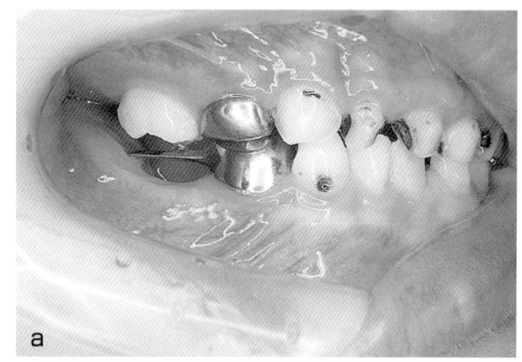

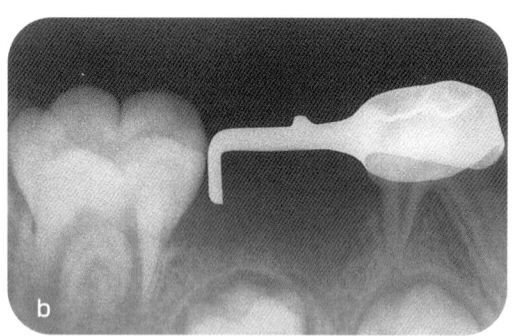

図4-33 ディスタルシュー保隙装置．第二乳臼歯の早期喪失に対して，保隙に用いられたディスタルシュー保隙装置．a：口腔内写真，b：エックス線写真．第一大臼歯の近心傾斜を防止している．

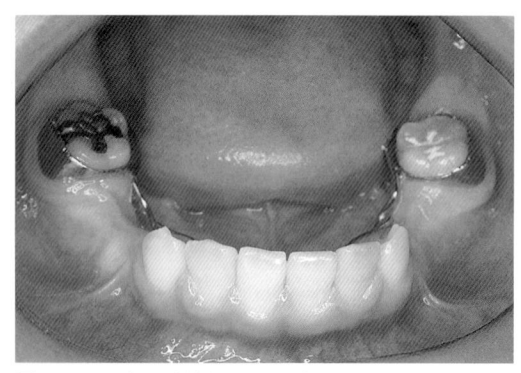

図4-34 舌側弧線保隙装置（リンガルアーチ）．側方歯群の早期喪失に対して，保隙に用いられたリンガルアーチ．第一大臼歯を支台とした舌側弧線保隙装置が装着されている．両側の第一小臼歯，第二小臼歯の萌出後，装置は撤去される．

第4章 小児の歯科診療体系 71

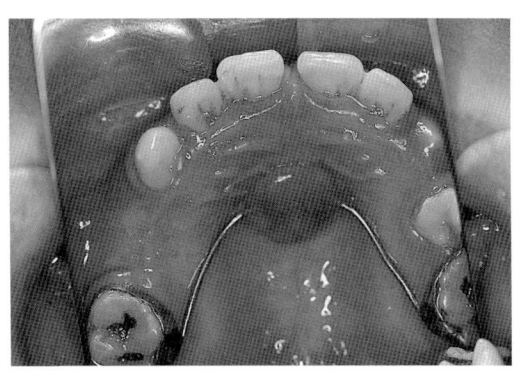

図4-35 口蓋弧線保隙装置（ナンスのホールディングアーチ）．口蓋部に抵抗源としてレジンのボタンが付与してある．

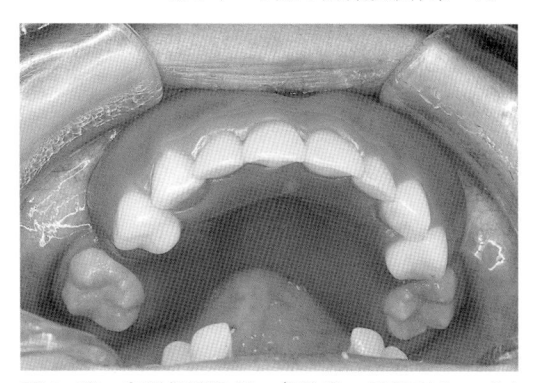

図4-36 床型保隙装置．多数歯の早期喪失では小児義歯により保隙する．小児義歯は垂直的な保隙が可能である．顎の発育および永久歯の萌出に伴って義歯の調整が必要である．

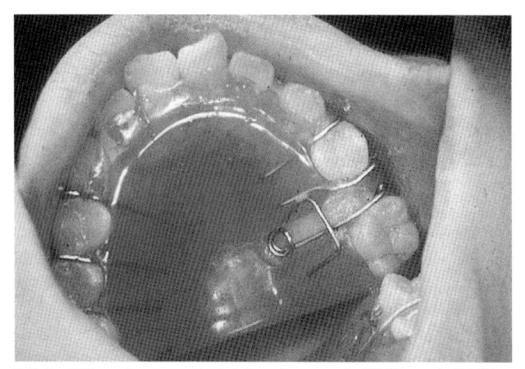

図4-37 スペースリゲーナー．左側第一大臼歯の遠心移動のための，アダムスのスプリングを応用した可撤式スペースリゲーナー．

4）口蓋弧線保隙装置（ナンスのホールディングアーチ）（図4-35）

〈適応症〉

①上顎に用いられる装置で，舌側弧線装置と同様に適応される．とくに口蓋の深い症例で有効な保隙装置である．

5）床型保隙装置（図4-36）

〈適応症〉

①多数歯の早期喪失症例

②乳臼歯の早期喪失症例

③審美性や発音の障害となる前歯部の早期喪失症例

④乳歯，永久歯の先天欠如症例

d．管理上の留意点

保隙の効果は適切な管理によって得られるので以下の点に留意する．

①保隙の意義，目的を本人および保護者に十分理解させる．

②必ず定期的に来院させる．

③十分な口腔清掃を行わせる．

④必要に応じて装置を変更する．

D．動的咬合誘導

保隙のように静的な処置に対して，歯，歯列，顎に積極的に働きかけていく咬合誘導を動的咬合誘導という．動的咬合誘導には以下の処置が含まれる．

a．スペースリゲイニング

乳歯の早期喪失により後継永久歯の萌出余地が失われた場合に，喪失部位に移動した隣在歯をもとの位置へもどすことにより，後継永久歯の萌出余地を再獲得する方法を空隙回復法（スペースリゲイニング）といい，そのために使われる装置をスペースリゲーナーという（図4-37）．

b．顎関係の改善

前歯部反対咬合，臼歯部交叉咬合，上顎前突

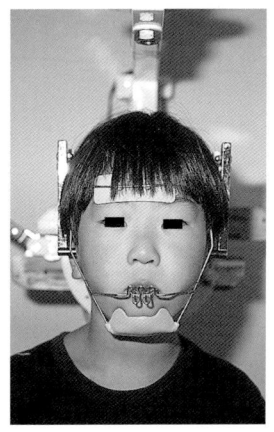

図4-38 顎関係の改善．上顎骨劣成長による反対咬合に対して，上顎の前方牽引により顎関係を改善している．

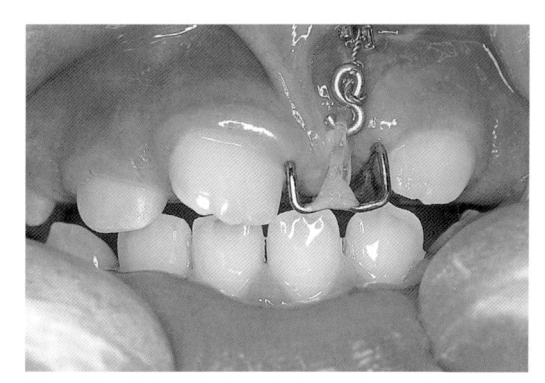

図4-39 萌出異常歯の処置．埋伏した左側中切歯を歯列内に牽引している．

などの異常な顎関係は顎顔面の正常な発育に障害となるので改善が必要である（図4-38）．

c．萌出異常歯に対する処置

異所萌出，萌出遅延，埋伏は歯列の発育に障害となるので積極的な処置を必要とする（図4-39）．

4-11．小児の口腔管理

A．齲蝕の予防管理

a．歯口清掃

1）低年齢児の歯口清掃指導

低年齢児に対する歯口清掃は保護者が主体となる．萌出歯が少ない場合にはガーゼによる清式がよい．ある程度歯が萌出してきたら歯ブラシに変えていく．いずれの場合にも清掃時の体位は，小児を母親のひざの上に仰臥位に寝かせて母親は12時の方向からみがくように指導する（図4-40）．最近では母親の指につける低年齢児用の歯ブラシも開発されている．小児がある程度ひとりでブラッシングを行えるようになっても，保護者による仕上げみがきが必要である．

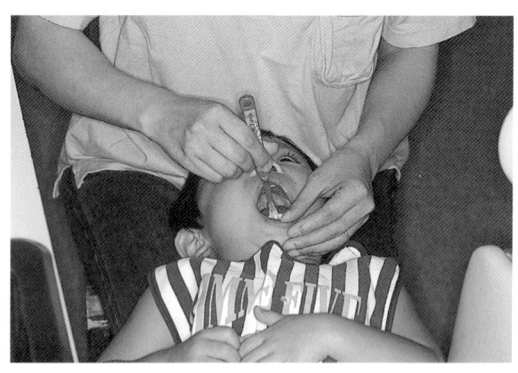

図4-40 低年齢児の歯口清掃．低年齢児の歯口清掃は母親のひざの上（スターキーの体位）で行う．

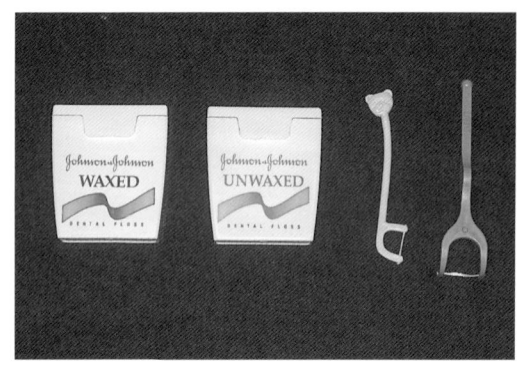

図4-41 フロスシルク．使い方によりタイプを選択する．歯口清掃では通常ワックスタイプが用いられる．

2）歯口清掃方法の選択

歯口清掃は歯ブラシによる方法が一般的であるが，閉鎖型の歯列弓の患児や臼歯部隣接面が

歯科衛生士の業務記録

カルテNo. －	指導年月日	年　月　日　　時　分～　時　分
患者氏名		男・女　明・大・昭・平　年　月　日生　　歳　カ月

【指示事項】
指導部位

刷 掃 法　　フォーンズ法・バス法・スクラッピング法・ローリング法・その他＿＿＿＿＿＿＿＿＿・含嗽
治療計画

【業務内容】
1. 口腔内状況

2. プラークスコアー
　　　　8 7 6 5 4 3 2 1　　1 2 3 4 5 6 7 8
＿＿＿＿％
　　　　　　E D C B A　　A B C D E
　　　　　　E D C B A　　A B C D E
　　　　8 7 6 5 4 3 2 1　　1 2 3 4 5 6 7 8

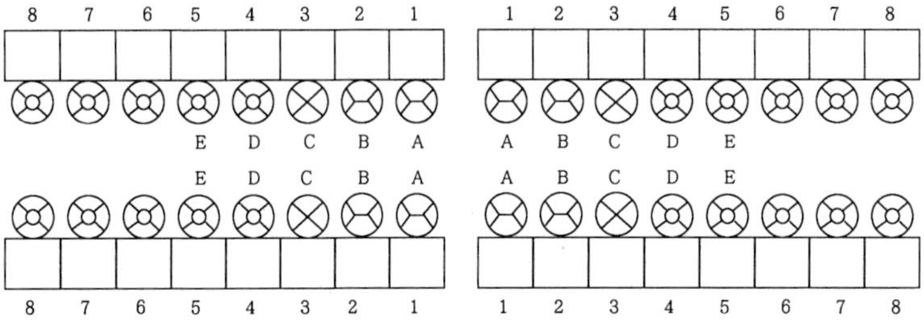

3. 刷掃指導部位

　　　　＿＿＿＿＿＿法　　　＿＿＿＿＿＿法　　　＿＿＿＿＿＿法

4. フッ化物の局所応用
　　使用薬剤名＿＿＿＿＿＿　　　応用部位
　　使 用 量＿＿＿＿＿ml
　　方　　　法　歯面塗布・トレー法・イオン導入法
5. 家庭療法
　　使用歯ブラシ＿＿＿＿＿＿＿＿＿＿
　　補助用具の使用　不要・必要（歯間ブラシ＿＿＿＿・フロス＿＿＿＿その他＿＿＿＿）
　　刷 掃 回 数　1日＿＿回食後・就眠前・適時・その他＿＿＿＿＿＿
6. 指導の要旨

歯科衛生士名　　印	担当医名　　印	次回予約　年　月　日　：

図4-42　歯科衛生士実地業務記録．

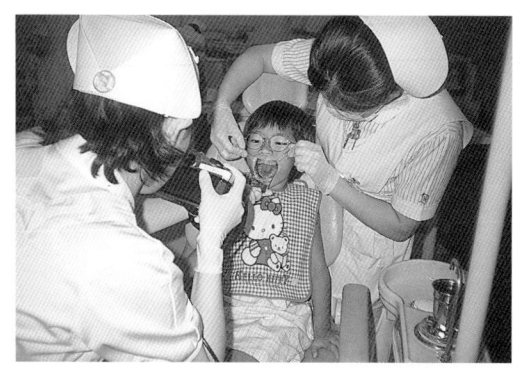

図4-43 口腔内の清掃状態をカメラで記録する．

齲蝕の好発部位となる年齢の患児に対しては，フロスシルクの使用は不可欠である．フロスシルクには使い方に応じてワックスタイプとアンワックスタイプがあり，さらに小児に使いやすい形に改良されたものがある（図4-41）．

3）歯口清掃方法の評価

歯口清掃に対する指導は初診時，治療中，治療終了後，定期診査時を通じてつねに行わなければならない．指導内容は清掃方法，清掃時期，清掃時間，清掃道具の選択法まで多岐にわたるので個人個人のチャートを作成し記録をとっていくことが必要である（前頁の図4-42）．とくに定期診査ごとにプラークスコアを算出しておくと，小児のブラッシング技術の向上の程度が把握できて指導の参考になる．さらに口腔内の衛生状態をカメラで記録しておくと視覚的に変化が評価しやすく，患児および保護者への動機付けに役立つ（図4-43）．

4）Professional Mechanical Tooth Cleaning(P.M.T.C.)

歯口清掃には，患児あるいは保護者が家庭で行うホームケアのほかに，歯科診療室で行われるプロフェッショナルケアがある．Professional Mechanical Tooth Cleaning(P.M.T.C.)はプロフェッショナルケアのひとつである．P.M.T.C.とはフッ化物配合歯磨剤を用いて，歯科医師，歯科衛生士が定期的に歯面研磨を行う予防処置である．一般に歯面研磨は除石後の機械的損傷の研磨のために行われることが多いが，P.M.T.C.の目的は齲蝕あるいは歯周疾患の予防や処置である．P.M.T.C.の効果は以下のとおりである．

①口腔衛生の動機付け

②歯科疾患の予防：プラークの付着抑制，齲蝕，歯肉炎の発生抑制

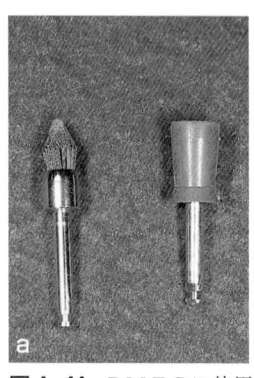

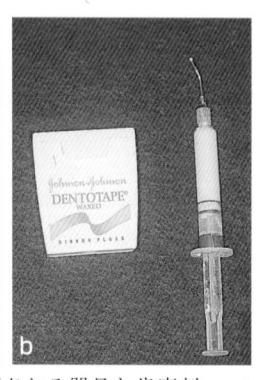

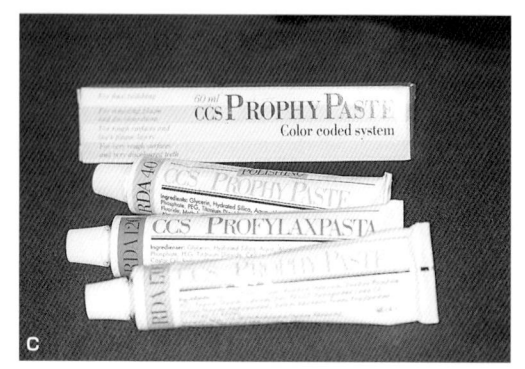

図4-44 P.M.T.C.に使用される器具と歯磨剤．a：プロフィーブラシとプロフィーカップ．b：デントテープと隣接面へのペースト注入用のシリンジ．c：歯磨剤（荒さによってペーストの色が異なる）．最後は必ず粒子の細かいペーストで仕上げ研磨する．

③歯科疾患の治療：初期齲蝕の再石灰化，歯周疾患の改善

使用する器具，器材を図4-44に示す．

〈術式〉

①口腔内のプラーク付着部位の染色(図4-45のa)．

②平滑面の研磨(図4-45のb)：プロフィーカップを用いて，歯肉縁下まで研磨する．エンジンの回転数は低速で行う．

③咬合面の研磨(図4-45のc,d)：プロフィーブラシを用いて研磨する．

④隣接面の研磨(図4-45のe,f)：シリンジで隣接面にペーストを注入し，デントテープで研磨する．

b．食生活指導

歯科における食生活指導は齲蝕誘発性食物のコントロールを主体としている．とくにおやつの指導は大切である．小児は消化器が未熟であるため3回の食事では十分な栄養が摂取できない．そこで食事と食事の間に間食としておやつを与えている．したがっておやつは小児の栄養源である必要があり，甘いものである必要はない．一般に齲蝕誘発性の高い砂糖の小児の摂取量は，1日40gといわれている．しかしそのうちの半分は3回の食事の調味料に含まれているとされ，残りがおやつでの摂取許容量となる．

以下に一般的なおやつの条件をあげる．

①砂糖の量が多すぎないこと．

②規則正しく時間を決めて与えること．

③理想的には母親の手づくりがよい．

④市販のものでは母親が選択すること．

実際に食生活指導を始める前には，小児の家庭での食事の状況を把握するために食事記録表を作成して分析をするとよい(図4-46)．

c．フッ化物の応用

1)フッ素の齲蝕予防機序

①フルオロアパタイトの生成および結晶性の向上による耐酸性の上昇

洗口用のフッ化物や歯磨剤に配合されているような低濃度のフッ素あるいは歯面塗布に用いられる高濃度のフッ素のいずれも，エナメル質に耐酸性の性質を与えるフルオロアパタイトを生成する．とくに萌出直後の歯では不完全なリン酸カルシウム結晶をより完全なハイドロキシアパタイトへと結晶の生成を促進させ齲蝕抵抗性を与える．

②再石灰化の促進

エナメル質の表面では常に脱灰と再石灰化が繰り返されている．すなわちエナメル質表面のpHが下がることでカルシウムとリンが溶出し脱灰が生じるが，溶出した唾液中のカルシウムとリンはpHが正常値まで上がると，エナメル質にふたたびもどる．再石灰化が遅くこのバランスが崩れると齲窩が形成される．一方，フッ素は脱灰したエナメル質に取り込まれやすいことから，口腔内にフッ素が存在するとこの再石灰化はさらに促進される．また再石灰化した歯質は健全歯質よりもフッ素濃度が高いので，齲蝕抵抗性も強くなる．この再石灰化はエナメル質はもちろん象牙質に達した齲窩においても起こりえると考えられ，最近では，齲蝕に対しては早期の修復よりも再石灰化による治癒が重要視されている．とくに要観察歯(CO)に対しては，フッ化物による再石灰化が効果的な対応方法と考えられている．

③抗菌・抗酵素作用

フッ素は齲蝕原因菌の増殖，糖代謝および酸産性に対して阻害作用をもっている．一方，齲蝕は感染症と考えられ，口腔内の齲蝕原因菌の数や酸産性能などが齲蝕リスクの診断に用いられている．したがって齲蝕リスクを下げるためには口腔内にフッ素を保持しておくことが重要である．

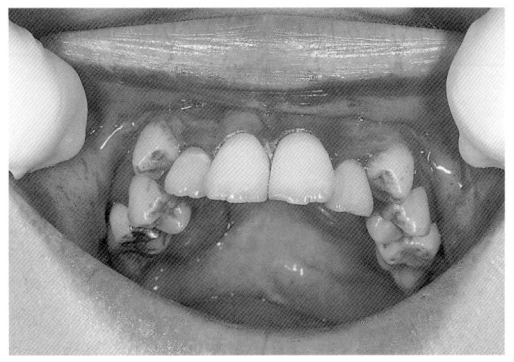

a：口腔内のプラーク付着部位の染色．白濁している歯面もP.M.T.C.による再石灰化のターゲットになる．

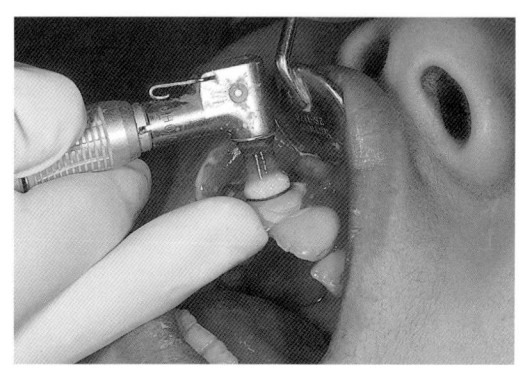

b：平滑面の研磨．プロフィーカップを用いて，歯肉縁下まで研磨する．回転は低速で行う．

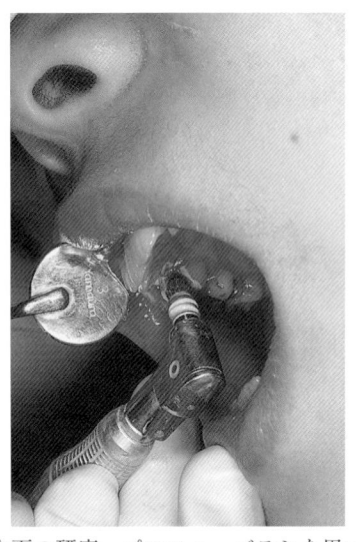

c：咬合面の研磨．プロフィーブラシを用いて研磨する．

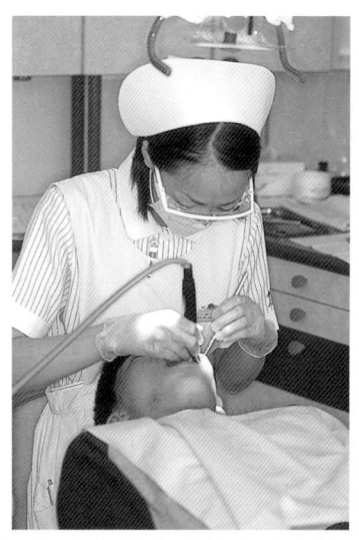

d：診療椅子で作業をする場合には，正しい診療ポジションをとり，眼を保護するために必ずゴーグルを着用する．

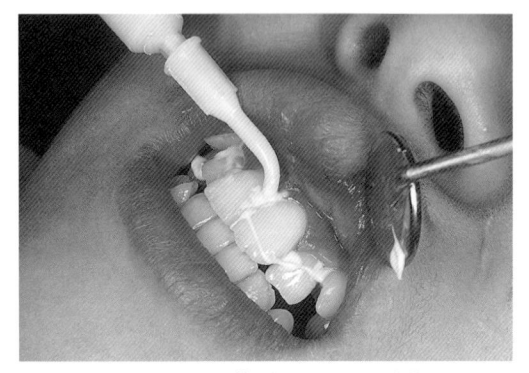

e：シリンジで隣接面にペーストを注入．

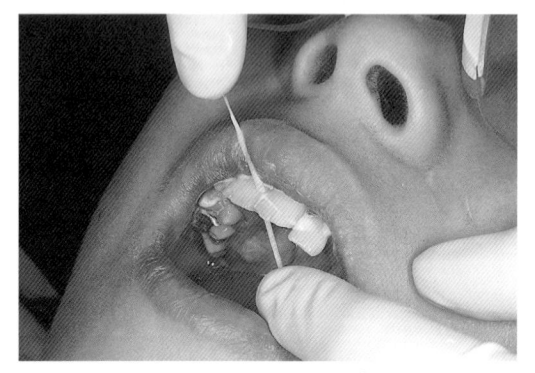

f：デントテープで研磨．

図4-45　P.M.T.C.の手順（a〜f）．

食事・間食記録用紙

	朝食	量	昼食	量	夕食	量	時間	間食	量
第1日（　月　　日）									
第2日（　月　　日）									
第3日（　月　　日）									

図4-46 食事記録表.

2）間　　　食
　(1) 与え方　イ．①ほとんど食べない，②時間を決めて与える，③決めていない
　　　　　　　　　④小児が欲しがる時与える
　　　　　　　ロ．①母親がきめた量を与える，②母親以外のものが与える
　　　　　　　　　③小児が欲しがるだけ与える
　　　　　　　ハ．①母親の手作りを与える，②手作りはほとんどあげない
　(2) 種類（とくに好んべ食べるもの）
　　　　　　　せんべい類　アメ，キャラメル類　ケーキ類　生菓子類　ビスケット，クッキー類
　　　　　　　チョコレート類　ガム類　アイスクリーム，プリン類　菓子パン類
　　　　　　　その他（　　　　　　　　　　　　）
3）食欲・偏食（現在）
　(1) 食欲は　　良　　普　　悪（悪い理由　　　　　　　　　　　　　　　　　　　　）
　(2) 偏食は　　有　　無
　　　　　好むもの（　　　　　　　　　　　　　　　　　　　　　　　　　　　　　　）
　　　　　嫌うもの（　　　　　　　　　　　　　　　　　　　　　　　　　　　　　　）
4）食事・間食についてとくに問題としている点
　　_____
　　_____

5）食　事　時　間
　　　　朝食_____時，昼食_____時，夕食_____時，おやつの時間_____時
6）調理に注意していること

備　　考（その他お気づきの点があったらお書き下さい）

お母様の嫌いな食品を書いて下さい
　　_____
　　_____

食事・間食記録用紙の記入方法
　記入例

	朝　　食		量
第一日（四月一日）	ごはん みそ汁 　　わかめ 　　とうふ 目玉焼 　　卵 ウィンナー 　　油 　　しょうゆ		茶わん1杯 1杯 1/2サジ 1つまみ 約1/10丁 1コ 2本 1/2サジ 1/4サジ

時　間	間　食	量
10:00 A.M	バターロール ジャム 牛乳	1コ 1サジ 1びん（200cc）
3:00 P.M	カステラ 市販リンゴジュース バナナ	1切（厚さ1cm） コップ1杯 1本
8:00 P.M	ポテトチップス りんご	約15枚 2切

＊外で食べたものもできるだけくわしく書いて下さい。
　（外食，出前の場合は，㊮を明記してください。）
＊既製品の場合は，㊗とお書き下さい。

　　　　　　　　記入者氏名：＿＿＿＿＿＿＿＿＿＿　本人との関係：＿＿＿＿＿

図 4-46　つづき．

第4章 小児の歯科診療体系 79

表4-12 歯面塗布に用いられるフッ化物

種類	フッ化ナトリウム溶液	リン酸酸性フッ化物（APF）溶液	リン酸酸性フッ化物（APF）ゲル
濃度	9,000ppm	9,000ppm	9,000ppm

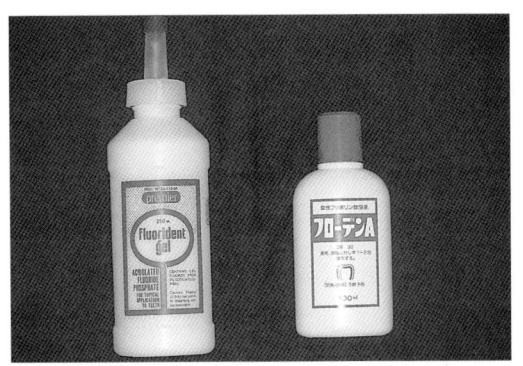

図4-47 歯面塗布用のフッ化物．リン酸酸性フッ化物．左側：ゲル状．右側：溶液状．

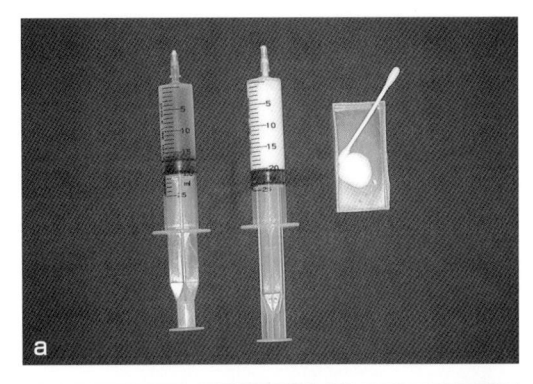

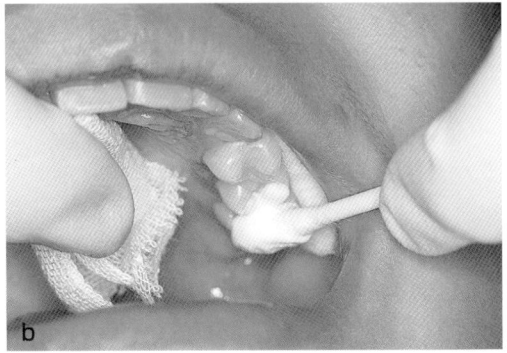

図4-48 フッ化物の歯面塗布の手順．a：シリンジで1mlのフッ化物をプラステックの容器に準備する．b：歯面を乾燥した後，防湿下で綿棒を用いて塗布．

2）フッ化物の応用方法

WHO（世界保健機構），FDI（国際歯科連盟）およびIADR（国際歯学研究学会）は齲蝕予防の有効な手段として，フッ化物の応用を推奨している．

①水道水へのフッ化物の添加

1945年ミシガン州で水道水にフッ素が人工的に添加されて以来，アメリカでは現在全人口の62％がフッ素化された水道水を飲用し，世界では約2億1千万人の人がフッ素化された水道水を飲用している．その結果，50～70％の齲蝕予防効果率が得られているといわれている．しかし，日本では現在水道水にフッ化物は添加されていない．その理由としては本来水道水は清浄であるべきであり，健康を増進することを目的としていないことや至適濃度の管理が困難であることなどの行政的な根拠があげられる．さらに水道水にフッ化物を添加することのもうひとつの問題点は飲用する側に選択性がないことである．

②フッ化物の歯面塗布法

フッ化物の歯面塗布法は歯科医院あるいは保健所で行われるプロフェッショナルケアの一つであり，萌出直後の乳歯，永久歯に効果的である．現在わが国で歯面塗布法に用いられているフッ化物を表に示す（表4-12）．このなかでも現在ではリン酸酸性フッ化物（APF）が広く臨床で応用されている．とくにトレー法ではゲル状のAPFが操作性が良く使いやすい（図4-47）．

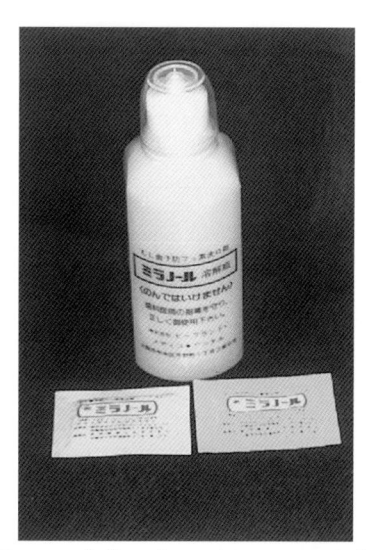

図4-49 フッ化物の洗口に用いるフッ化物．専用の容器が用意されている．225ppmと450ppmの2種類の濃度が用意されている．また洗口方法には毎日法と週1回法がある．

[歯面塗布法に際しての留意点]
＊フッ化物の量
　歯面塗布に用いられるフッ化物はフッ素濃度9000ppmの高濃度のフッ化物であるため，残留フッ素量を少なくし飲み込みを防止するために使用量に十分注意が必要である．

　実際には溶液，ゲルとも1回1ml以内とし，あらかじめプラスチックのカップに準備しておく．塗布に際しては歯面をよく乾燥し，綿棒などで塗布する（図4-48）．塗布後はうがいをさせず，余分なフッ化物を吐き出させるのみとする．

＊塗布後の注意
　塗布後は，患児ならびに付き添い者に30分間はうがいや飲食をしないように注意しておく．

＊低年齢児に対しての歯面塗布
　フッ化物の歯面塗布に際し，術者の強制的な対応はその後小児を歯科医嫌いにさせることがあるので，方法や所要時間などに配慮が必要である．

③フッ化物の洗口法
　フッ化物の洗口法は，歯科医師の指導のもとで幼稚園や学校などで集団として，あるいは家庭で個人が行う方法である．公衆衛生の場では現在1398施設の約18万人が実施しているといわれている．さらに歯科矯正治療中で清掃が十分にできない人にも有効とされている．洗口液としては，日本ではフッ化ナトリウム溶液がよく使用され，濃度は年齢によって225ppm（幼児）と450ppm（学童）のものが処方されている（図4-49）．洗口方法としては，1回の洗口に用いる量を4歳で約5ml，5～6歳で約7ml，小学生以上で約10mlを目安として30秒間「ブクブク」をした後吐き出させるようにする．洗口は週5日あるいは毎日行わせ，洗口後30分間は飲食をしないように注意しておく．

　WHOはフッ素を飲み込む危険性から6歳未満の未就学児童には洗口法を推奨していないが，わが国のように6歳未満の幼児に応用する場合には，必ず水で練習を行い，洗口可能な幼児にのみ実施しなければならない．

④フッ素配合歯磨剤の使用
　口腔内のフッ素濃度を保持することで，歯質の強化，再石灰化の促進および齲蝕原因菌の増殖と酸産性を阻害するための最も安価で簡便な方法は，フッ化物配合歯磨剤の使用である．Richardsらは，フッ化物配合歯磨剤を長期間使用すれば，その齲蝕予防効果はフッ化物添加の水道水の効果より大きくなるだろうと述べている．またJasonらによれば成人の根面齲蝕の予防にも有効であるとしている．さらに最近の国際的な調査によると，この20年間における先進国の大幅な齲蝕の減少は，とくにフッ化物配合歯磨剤の普及が最も大きな要因であると報告されている．そこで1994年にWHOは，『すべての人々がフッ化物配合歯磨剤で毎日歯を磨くように指導すべきである』と提言している．歯

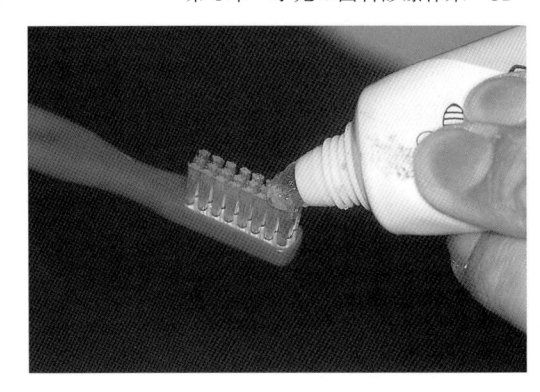

図4-50 幼児の歯磨剤の量．6歳以下の小児ではえんどう豆サイズの量が適している．

磨剤に配合されているフッ化物としてはモノフルオロリン酸ナトリウム，フッ化ナトリウム，フッ化第一スズがある．とくにフッ化第一スズは細菌の発育抑制効果が高いとされているが歯の着色も欠点としてあげられる．

　フッ素濃度としては，日本では薬事法で上限が1000ppmに規定されているため，ほとんどの歯磨剤が1000ppmとなっているが，WHOによれば500ppm以上の歯磨剤で齲蝕予防効果を認めている．

　［フッ化物配合歯磨剤による齲蝕予防法］(Tooth Paste Technic)
　①歯磨剤の使用量は，成人では歯科用歯ブラシの植毛部と同じ長さの量(0.5g以上)が必要である．また6歳以下の低年齢児では使用量はえんどう豆サイズとする(図4-50)．
　②口腔内のフッ素濃度を高く保持するために，使用後の過度な洗口を避ける．
　③使用後1時間は飲食を控える．

d．予防填塞(小窩裂溝填塞・シーラント)

　萌出直後の歯は未成熟で小窩裂溝が深いため齲蝕罹患性が高い．この小窩裂溝をレジン系あるいはセメント系の材料を用いて予防的に封鎖する方法を予防填塞という．プラークコントロールが十分に行われているような齲蝕活動性の低い口腔内や，裂溝の浅い歯には必要としない．主として臼歯に応用されるが，上顎前歯の舌面小窩に用いられることもある．填塞材としてはBis-GMA系レジンシーラント材とグラスアイオノマーセメントの2種類が現在使用されている．Bis-GMA系レジンシーラント材は酸処理が必要であるが接着力が強い．一方，グラスアイオノマーセメントはフッ素徐放性があり齲蝕活動性の低下や歯の成熟の促進に効果がある．

　1)術式(図4-51のa～i)
　①ラバーダム防湿
　②歯面清掃：超音波スケーラーにより裂溝の機械的清掃を行った後，6％の次亜塩素酸ナトリウム液により化学的清掃を行う．ブラシによる清掃のみの場合には研磨材は使用しない．
　③乾燥
　④酸処理：裂溝部のみを酸処理する．
　⑤水洗：グラスアイオノマーセメントでは酸処理，水洗は必要ない．
　⑥填塞：咬合時に干渉しないように裂溝部に填塞する．小棉球や探針を用いて気泡を除去する．
　⑦光重合：グラスアイオノマーセメントが化学重合型の場合にはそのまま硬化を待つ．

e．要観察歯(CO)に対する処置

　日本人小児のD.M.F.T.率の高い原因のひとつに，あまりにも早期に治療が行われた結果であることがあげられている．齲蝕歯はいったん

図4-51 シーラントの手順(a～i).

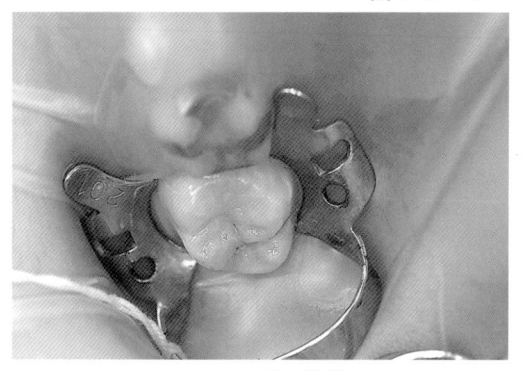

a：ラバーダム防湿．

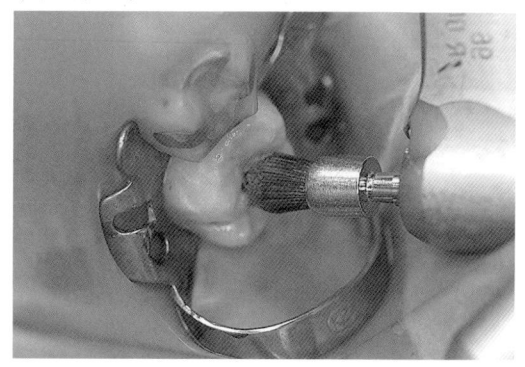

b：歯面清掃．ブラシによる清掃．研磨剤は用いない．

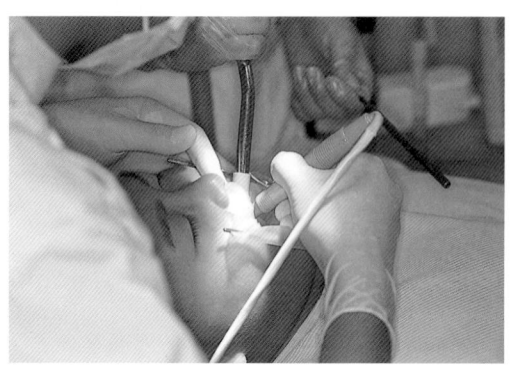

c：裂溝の清掃は超音波による方法が効果がある．

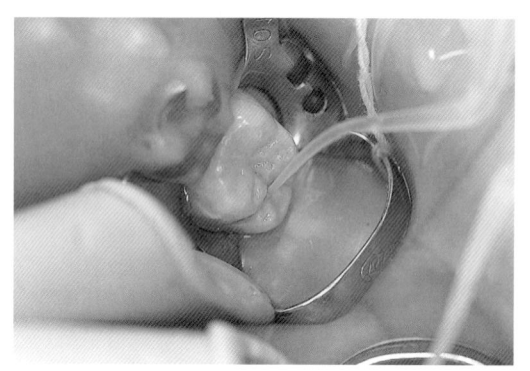

d：6％次亜塩素酸ナトリウム液による洗浄．

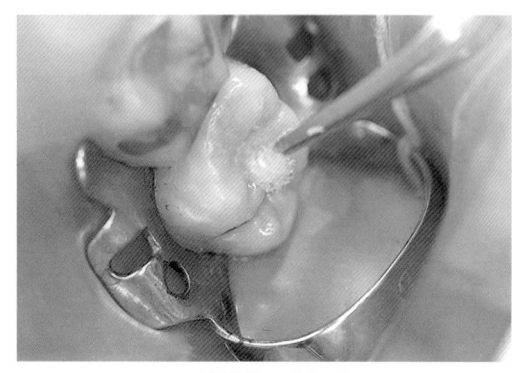

e：乾燥後，酸処理．

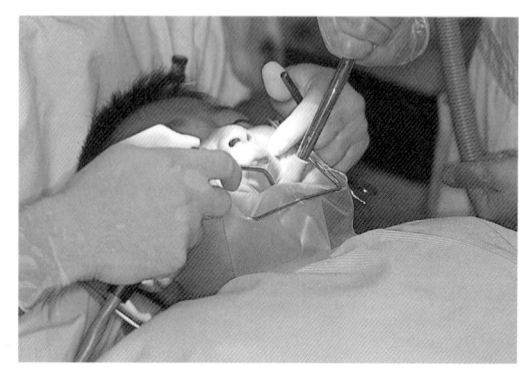

f：水洗，乾燥．

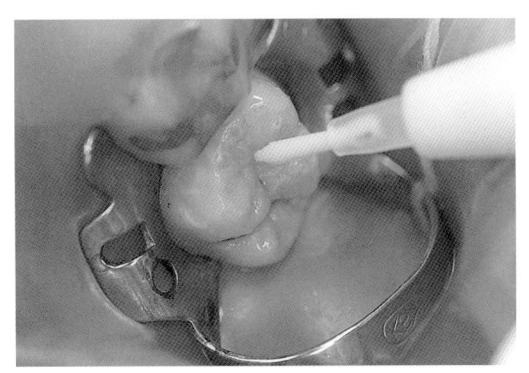

g：シーラント材の填塞.

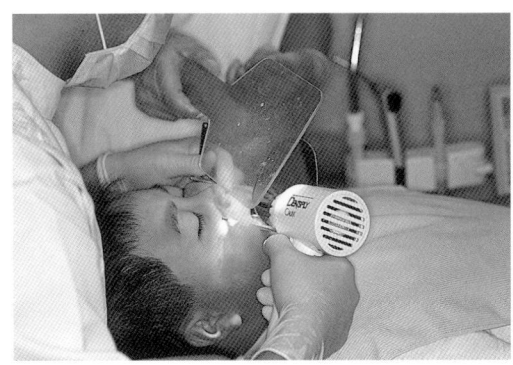

h：光重合.

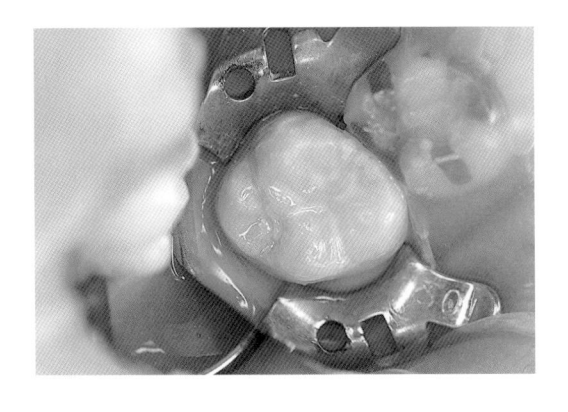

i：シーラントの終了した歯.

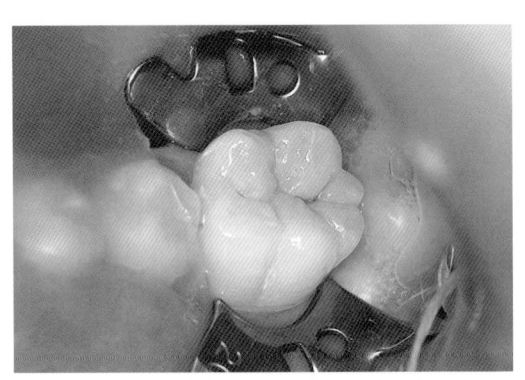

図4-52 要観察歯(CO)の下顎左側第一大臼歯．切削の対象にはならない．

治療されると，一生齲蝕歯として診断される．すなわち齲蝕を治療しても，齲蝕が治癒したことにはならない．したがって最近では，齲蝕に対しては早期発見・早期治療ではなく早期発見・早期予防が重要視されてきている．このような観点から1994年に学校保健法のなかであらたにCO(要観察歯)の考え方が導入された．要観察歯(CO)とは探針では齲蝕とは判定できないが，齲蝕の初期症状を疑わしめる所見をもつ歯と定義されている(**図4-52**)．すなわちCOに対しては切削をひかえようという考え方である．しかしたとえ切削をひかえたとしても，ただ観察していくのでは意味がなく，積極的に再石灰化を促進するために予防の強化が必要である．したがって，COはフッ化物応用やシーラントの適応となる．

B．定期診査

a．目的

小児の口腔領域の正常な発育を図るため，永久歯列咬合の完成までの継続的な管理を目的とする．

b. 方法

1）保護者への説明

小児の歯科診療にとって定期診査は必ず必要であることを保護者に理解させる．説明は，その小児の口腔内の具体的な問題点をあげ，定期診査の意義，目的，方法，間隔などについて説明する．

2）定期診査の間隔

定期診査の間隔は口腔内の齲蝕活動性，患児の協力状態，歯列の発育段階，咬合誘導装置の奏効状態などにより決定する．一般的には低年齢児では3〜4か月，学童期では6か月ぐらいが目安である．

3）診査内容

診査は別に用紙を作成しておき，カルテに貼付する（図4-53）．

①全身的な発育診査：体重，身長の測定

②齲蝕の新生，再発の有無

③治療部位の予後

④歯，歯列および咬合の診査：歯齢の評価，歯列の発育状態，咬合状態の変化．

⑤咬合誘導装置の奏効状態

⑥口腔習癖の診査：習癖がある患児ではその後の変化について問診する．

⑦歯周組織の診査：歯周疾患の有無．

⑧口腔衛生状態の診査：良好な口腔衛生状態が維持されているかについて診査する．

⑨齲蝕活動性の診査：齲蝕活動性が低い状態で維持されているかについて診査する．

⑩口腔内写真，顔貌写真，診断用歯列石膏模型による記録：定期的に患児の経時的な変化を記録しておく．

⑪P.M.T.C.の実施：定期的なP.M.T.C.は齲蝕活動性を低くする．

定 期 診 査 録

患者氏名
第　回　　年　月　日　　歳　カ月　担当医

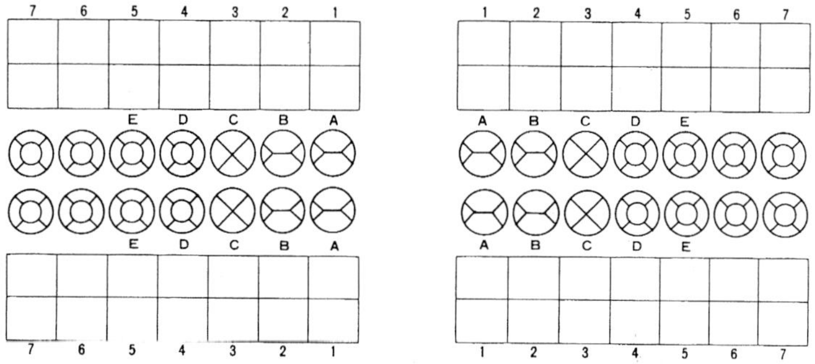

歯垢清掃状態

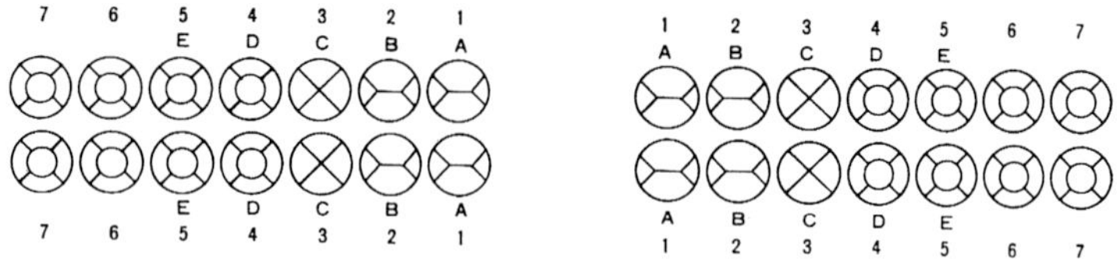

歯牙年令 (Hellman)
□ ⅠA　□ ⅠC　□ ⅡA　□ ⅡC　□ ⅢA　□ ⅢB　□ ⅢC　□ ⅣA

前歯部の咬合関係
　　　□ 正常　　□ 過蓋咬合　　□ 前突　　□ 交叉咬合　　□ 切端咬合
　　　□ 開咬　　□ 叢生　　□ 正中離開　　□ 捻転　　　　□ その他
　　正中線　　□ 正常　　□ 偏位（　　mm）
　　overbite（　　mm）　overjet（　　mm）
　　犬歯関係　　右　□ Ⅰ　□ Ⅱ　□ Ⅲ　　　左　□ Ⅰ　□ Ⅱ　□ Ⅲ

臼歯部の咬合関係
　　　□ 正常　　□ 交叉咬合（○両側　○右　○左）　　□ その他
　　ターミナルプレーン　　□ 判定不能
　　　　　　右　□ 垂直型　　　　　　左　□ 垂直型
　　　　　　　　□ 近心型　　　　　　　　□ 近心型
　　　　　　　　□ 遠心型　　　　　　　　□ 遠心型
　　Angleの分類　　□ 判定不能
　　　　　　右　□ Ⅰ　□ Ⅱ　□ Ⅲ　　　左　□ Ⅰ　□ Ⅱ　□ Ⅲ

資　料
　□ Study cast　　　　X-ray　　　　　　　　　　　枚
　□ Photo　口腔内　　枚　　　□ Dental
　　　　　　顔面　　　枚　　　□ Panolama　　　○ Orthopantomo
　　　　　　口唇　　　枚　　　□ Occlusal　　　○ Panoramix
　　　　　　全身　　　枚　　　□ Bite wing
　　　　　　　　　　　　　　　□ Cephalo　　　　○ Lateral
　　　　　　　　　　　　　　　　　　　　　　　　○ Obliqe
　その他の資料　　　　　　　　　　　　　　　　　○ P-A
　_____　□ 顎関節
　　　　　　　　　　　　　　　□ 手根骨
　　　　　　　　　　　　　　　□ 足根骨

図 4-53　定期診査用紙.

第5章
心身障害児の歯科治療

5-1. 心身障害児の定義

　心身障害児とは，一般に精神的障害や身体的障害あるいは両者のために日常の生活に障害のある小児をいう．法的には心身障害者基本法第2条により以下のように規定されている．

　『心身障害者とは肢体不自由，視覚障害，聴覚障害，平衡機能障害，音声機能障害，もしくは言語機能障害，心臓機能障害，呼吸機能障害などの固定的臓器機能障害，または精神薄弱などの精神的欠陥があるため，長期にわたり日常生活または社会生活に相当な制限をうけるもの』

　さらに1981年の国際障害者年には，障害を機能的欠陥(Impairment)，能力の障害(Disability)，社会的不利(Handicap)の3つの階層に分けて定義している．一方，障害者に対する考え方としてノーマライゼーションという言葉がある．ノーマライゼーションとは，障害者の生活を少しでも一般社会に近づけた形でケアしようとする考え方である．すなわち，障害は特別なものではなく，その人がもっている個性として受けとめることである．したがって，ノーマライゼーションの観点からも障害者に対して十分な歯科治療が施されなければならない．

5-2. 歯科的問題点

　障害児の歯科治療に関しては，多くの問題点があるが，大きく分けると，患児あるいは保護者の問題，術者の問題，患児の口腔内の特徴的な問題の3つに分けられる．

A. 患児および保護者の問題

　1）障害児の保護者は患児の主疾患に対しての治療に専念するため，歯科疾患の処置は遅れる傾向がある．
　2）障害児に付き添って来院することは労力が必要で通院が難しい．

B. 術者の問題

　1）障害に対する知識と特別な対応方法が必要とされる．
　2）障害児を診療するための環境，設備を必要とする．

C. 口腔内の問題

　1）疾患に特徴的な歯の異常や不正咬合がみられる．
　2）齲蝕活動性が高い傾向がある．
　3）歯周疾患の罹患性が高い．

5-3. 心身障害児の種類と特徴

A. 精神発達遅滞

　先天性あるいは出生時または出生後初期におけるなんらかの原因により，精神発達が持続的に遅滞した状態．心身の発達期（おおむね18歳）に現れた，生活上の適応障害を伴っている知的機能の障害を示す状態（厚生省）をいう．

知的機能の障害は知能指数(IQ)により判断されるが，IQ75を境界領域とし70以下を精神発達遅滞としている．

a．原因
1) 不明
2) 遺伝
3) 環境的ないしは心理的原因
4) 感覚障害
5) 染色体異常
6) 胎児期および出産時の損傷
7) 乳幼児期の身体的原因
8) 先天性代謝異常
9) その他

b．口腔所見
精神発達遅滞児に特有の所見はないが，先天異常を伴う精神発達遅滞児では歯，歯列咬合に異常がみられる．

B．脳性麻痺

受胎から新生児期までの間に生じた，脳の非進行性病変に基づく永続的な，しかし変化しうる運動および姿勢の異常．

症状は満2歳までに発現する．進行性疾患や一過性運動障害，または将来正常化するであろうと思われる運動発達遅延は除外する（厚生省脳性麻痺研究班）．病型として，痙直型，アテトーゼ型，強剛型，失調型，混合型がある（図5-1）．

a．原因
1) 仮死出産
2) 重症黄疸
3) 未熟産（過期産）
4) 糖尿病や妊娠中毒症と関連する低血糖症
5) 早期破水に伴う子宮内感染症
6) ビタミンK欠乏による頭蓋内出血

b．口腔所見
1) 咬耗

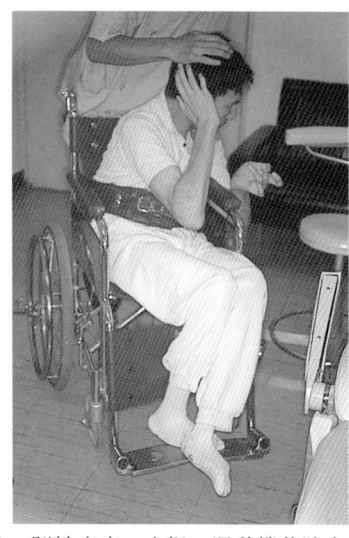

図5-1 脳性麻痺の小児．運動機能障害のため車椅子を使用している．

2) エナメル質減形成
3) 歯肉増殖（抗けいれん剤服用者に著明）
4) 歯列不正

C．自閉症

遅くとも生後30か月以前に症状が発現する症候群で，視覚刺激，聴覚刺激に対する反応が異常で，通常話しかけられた言葉の理解に重篤な障害がある．言語発達が遅れ，オウム返し，人称代名詞をあべこべに使う，文法構造が幼いなどの特徴がある．日常の手順に固執したり，変化に強い抵抗をみせたり，遊びがパターン化されているなどのような儀式的な行動がみられる．知能の程度は重度の遅れから，正常あるいはそれ以上に優れており，暗記力に優れている（児童精神医学より抜粋）．

a．原因
特定の原因は不明であるが，中枢神経系の機能的あるいは器質的な障害と考えられている．

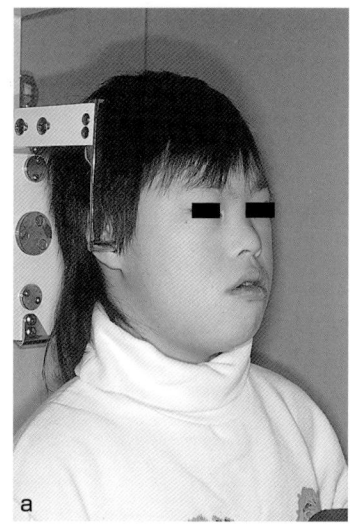

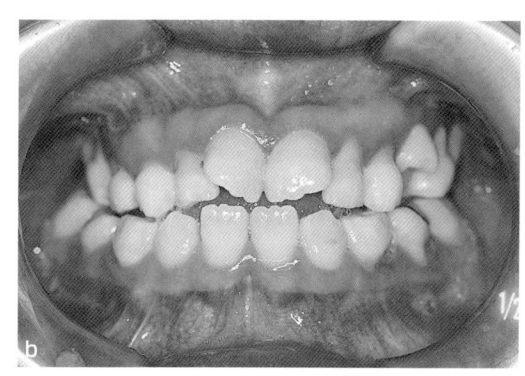

図5-2 ダウン症の小児．a：顔貌．眼裂斜上，上顎劣成長，平坦な鼻根部を呈している．b：口腔内．上顎劣成長による反対咬合が認められる．さらに重度な歯周疾患も認められる．

b．口腔所見

特徴的な所見はない．処置歯率は低い傾向がある．

D．ダウン症候群

常染色体21番目の1本過剰（トリソミー）を原因とした異常で，精神発達遅滞を伴う．出生1000人に対して1人の割合で発生するといわれるが，母体年齢が高い高齢出産ほど発生率は高くなる．眼裂斜上，上顎劣成長，平坦な鼻根部を呈する特有な顔貌を示す（図5-2）．また手のひらに猿線がみられるのが特徴である．心疾患を合併する場合があるので注意が必要である．

a．口腔内所見

1）歯の形態異常（栓状歯）
2）歯の先天欠如
3）萌出遅延
4）反対咬合

5-4．障害児への対応

障害児への対応は健常な小児への対応方法と共通する点が多い．しかし，障害児は対人関係の未発達，言語の未発達や運動機能の障害などの特徴をもっているため，障害そのものが歯科治療に対する不適応行動と直接関係している．したがって，障害児への対応方法は障害の種類や程度に応じて決めなければならない．

A．精神発達遅滞児

適応能力を考慮して対応方法を決める．発達遅滞が軽度であれば行動変容技法が適応される．しかし発達遅滞が重度であり，コミュニケーションが困難な場合には，抑制治療あるいは全身麻酔下での処置が選択される．しかし抑制治療は身体の自由を奪って行うので，常に危険性をもっていることを理解しておかなければならない．また，高年齢児で抑制することが困難な場合や多数歯の処置が必要な場合には全身麻酔下で行われることが多い．

B. 肢体不自由児

　脳性麻痺などの肢体不自由をもった障害児は，精神発達遅滞を伴っていなくても，障害のために社会的経験が少なく歯科治療に適応できないことが多い．精神発達遅滞を伴っていないかあるいは伴っていても軽度の場合は，行動変容技法が適応される．抑制治療も適応されることがあるが，脳性麻痺で筋の緊張が著しい場合には身体を伸展させて抑制することが一段と緊張を強化することになるので，安易に抑制してはならない．なるべく緊張を誘発しない体位で治療を行うことが望ましい(**図5-3**)．肢体不自由と精神発達遅滞をもつ重度障害児では，薬物による行動抑制，静脈内鎮静法，全身麻酔が適応される．

C. 障害児の診療介補

　障害児の診療介補では，迅速で安全な介補が要求される．以下に必要な要件をあげる．

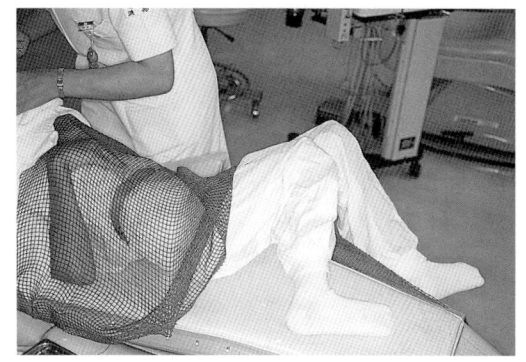

図5-3 脳性麻痺の小児の抑制．緊張を誘発しないようにひざは抑制していない．

　1) 迅速な介補のために，治療に必要な器具，器材は確実に準備する．
　2) 器具の受け渡しは効率と安全性を考慮したフォーハンドシステムを用いる．
　3) 抑制具を使用する場合には安全にかつ迅速に行う．
　4) 治療中は患児の全身を観察しながら，事故の防止に努める．
　5) 患児に異常がみられたら迅速に対応する．

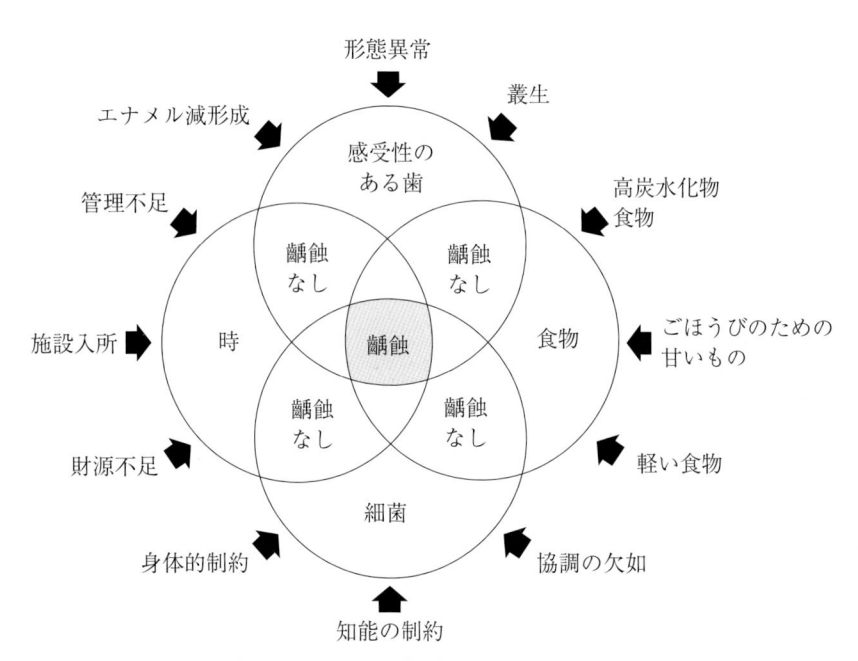

図5-4 障害児の齲蝕発生のメカニズム(Newbrun, E., 1975.より改変)．

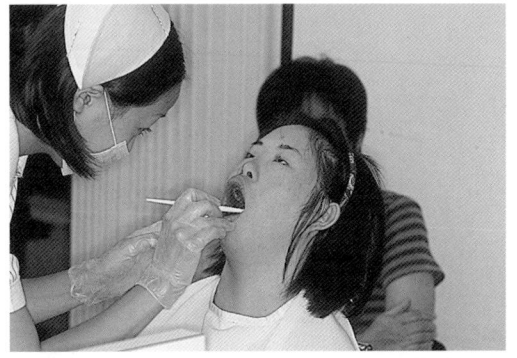

図5-5　障害児に対するブラッシング指導.

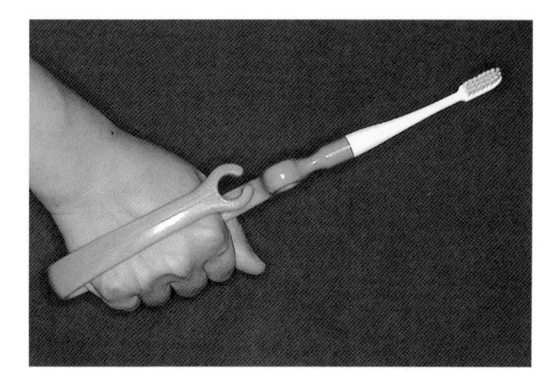

図5-6　障害者用の特殊な形態の歯ブラシ.

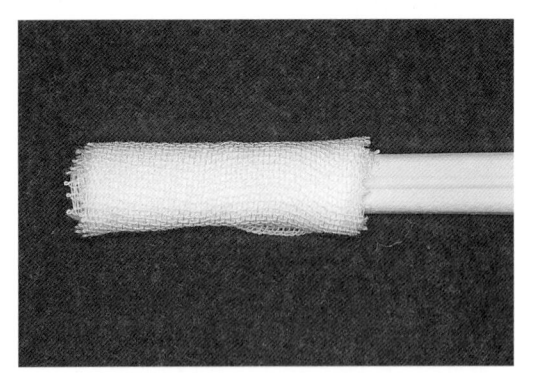

図5-7　開口を保持するための器具．割り箸にガーゼを巻いてある．

5-5．障害児の歯科予防

障害児の齲蝕発生メカニズムを説明したものにNewbrunの図がある(図5-4)．健常者の齲蝕の原因に加えて障害児のもつ特殊性が複雑にかかわりあって，齲蝕活動性を高くしている．また，障害児では同様の要因で，歯周疾患の罹患性も高い．したがって障害児では早期の予防と予防方法の工夫が必要である．

A．歯口清掃指導

歯口清掃指導は障害の種類や程度により，指導対象や指導方法が異なる．重度の障害児では歯口清掃の主体は保護者あるいは施設の介護者になるので，患児ではなく第三者が指導対象となる．しかし，障害の程度が軽度であれば患児自身に指導し，保護者あるいは介護者には補助的な指導を行う(図5-5)．障害が重度な場合には，歯口清掃時にも抑制が必要で複数の家族や介護者の手助けがいる．肢体不自由者で手の運動機能に障害がある場合で，患児が自分で清掃する場合には，通常の歯ブラシでなく電動歯ブラシや特殊な形態の歯ブラシを使用するように，工夫して指導をする(図5-6)．また開口の保持が困難な障害児には開口を補助するために，割り箸にガーゼを巻いたものや，ゴムホースに割り箸を挿入したものなどを咬ませて歯口清掃を行う(図5-7)．

B．障害児に対するプロフェッショナルケア

障害児は家庭や施設でのホームケアのみでは歯科疾患の予防はできない．主なプロフェッショナルケアには以下のものがある．

a．フッ化物の応用

定期的なフッ化物の歯面塗布

b．定期的なP.M.T.C.

定期診査のたびにP.M.T.C.を行い，磨き残されているプラークを除去し不潔性歯肉炎を改善するとともに，プラークの再付着を防止する．さらに歯磨剤に含有されているフッ化物により初期齲蝕の再石灰化を促進させる．

参考文献

1) Kohler, B. and Anndreen, I.: Influence of caries-preventive measures in mothers on cariogenic bacteria and caries experience in their children, Archs. Oral. Biol., 39:907-911, 1994.

2) Caufield, P. W. et al.: Initial acquisition of mutance streptococci by infants, Evidence for a discrete window of infectivity, J. Dent. Res., 72:37-45, 1993.

3) 下岡正八他編：新小児歯科学，クインテッセンス出版株式会社，東京，1996.

4) 長坂信夫編：臨床小児歯科学，株式会社南山堂，東京，1990.

5) 木村光孝他編：乳幼児歯科診療の実際，クインテッセンス出版株式会社，東京，1998.

6) 町田幸雄他編：咬合誘導の基礎と臨床，デンタルダイヤモンド社，東京，1988.

7) 島薗安雄他編：児童精神医学，メジカルビュー社，東京，1987.

8) 厚生省健康政策局歯科保健課：平成11年歯科疾患実態調査の概要，2000.

9) A. J. Nowak 編，上原 進他訳：障害者歯科学，医歯薬出版株式会社，東京，1981.

11) 町田幸雄監修，五十嵐清治他編：小児歯科疾患の治療，診査・診断・処置，永末書店，京都，1999.

12) 赤坂守人他編：小児歯科学，医歯薬出版株式会社，東京，1996.

13) J. R. Pinkham et al.: Pediatric Dentistry, W. B. Sauders Company, Philadephia, 1999.

索　引

ア

Andreasen の分類	64
アペキシフィケーション	62
アペキソゲネーシス	62
アマルガム	49
亜脱臼	66

イ

一般型	6
異所萌出	18, 72
異常嚥下癖	68

ウ

受付業務	3
齲蝕リスク	75
齲蝕活動性	26, 81, 84, 90
運動機能	10

エ

FC 断髄法	60
HOM 法	36
エスカレーター式交換	21
エックス線写真	42
エナメル質	24
────形成不全症	16
────減形成	16, 67, 87
────石灰化不全	16
永久歯列期	5, 24, 67
婉曲語法	34

オ

オペラント条件付け学習法	36
オルソパントモ型撮影法	42
応急処置	43

カ

カウプ指数	6
家族歴	38
過剰歯	15
開口器	37
開咬	68, 69
外傷	44, 64
外胚葉異形成症	14, 17
外部行動変化	33
学童期	5
顎間空隙	19
間接覆髄法	60, 61
感染根管治療	61
────法	62
環状(輪状)齲蝕	28
顔貌写真	42

キ

既往歴	38
吸指癖	68
吸収期	12
巨大歯	15
局所麻酔	44
筋機能訓練	69

ク

クラウンループ保隙装置	70
グラスアイオノマーセメント	51, 81
空隙型歯列	20

ケ

系統的脱感作法	35
結節	15
言語機能	9
現病歴	38

コ

コンポジットレジン	50
────冠	54
口蓋弧線保隙装置	71
口腔習癖	68, 84
────除去装置	68
口呼吸	68
行動変容技法	35, 88, 89
咬合法	42
咬合誘導	67, 84
咬傷	30, 44, 46, 64
咬唇癖	68, 69
咬爪癖	68
咬耗期	12
咬翼法	42
厚生省の分類	28
骨年齢	7
根尖性歯周炎	43, 61
混合歯列期	5, 21, 67

サ

鎖骨頭蓋異骨症	17
再石灰化	75, 76, 83, 90
暫間的間接覆髄法	60, 61

シ

CO	75, 81
シーラント	81, 83
思春期	5
歯冠破折	65
歯口清掃指導	72, 90
歯根破折	65
歯式	39
歯周疾患	31, 75
歯髄炎	43, 56, 61
歯肉炎	31, 74
歯肉増殖	87
歯磨剤	80
歯面塗布法	79
歯齢	7, 39, 84
自閉症	87

若年性歯周炎	31	精神発達遅滞	86	挺出性脱臼	66
主訴	38	石灰化期	11	伝達麻酔	44
授乳障害	63	舌小帯	29	**ト**	
出生前期	5	舌側弧線保隙装置	70		
小窩裂溝填塞	81	先天欠如	14, 88	Tooth Paste Technic	81
床型保隙装置	71	先天歯	17	トークンエコノミー法	36
笑気吸入鎮静法	34, 37	洗口法	80	トリソミー	88
上唇小帯	29	全身麻酔	37, 44, 88, 89	動的咬合誘導	71
上皮真珠	30	前投薬	37	**ナ**	
情動	8				
食事記録表	75, 77	**ソ**		ナンスのホールディングアーチ	
食生活指導	75	早期萌出	17		71
心身障害者基本法	86	象牙質	24	内部行動変化	33
身体抑制法	36	――形成不全症	16	**ニ**	
神経型	6	増殖性歯肉炎	31		
浸潤麻酔	44	側方性脱臼	67	二次介補	35
深在性齲蝕除去療法	60	**タ**		――者	35
診断用歯列模型	42			乳児期	5
診療の介補	4	ターナーの歯	16	乳歯の抜歯	63
診療補助	2	ターミナルプレーン	20, 39	乳歯萌出期	5
新産線	28	ダウン症候群	17, 88	乳歯用既製金属冠	53
新生児期	5	打撲	65	乳歯列期	20, 67
ス		耐酸性	75	**ノ**	
		代用語	34		
Scammonの臓器発育曲線	6	脱灰	75	ノーマライゼーション	86
スターキーの体位	34, 72	脱離	67	脳性麻痺	87, 89
スペースリゲイニング	71	単純性歯肉炎	31	**ハ**	
スペースリゲーナー	71	**チ**			
セ		地図状舌	30	Hand Over Mouth法	36
		知能指数	87	Harnackの方法	43
セメント質	24	着色	17	ハッチンソンの歯	15
生活歯髄切断法	60, 62	直接覆髄法	60, 61	歯の発育段階	11
生歯困難	18	鎮静法	56, 61	発育	5
生殖器型	6	**テ**		――空隙	20
生理的歯間空隙	20, 22, 39			――指数	6
生理的特徴	10	Tell, Show, Do	34, 35	発達	5
生理的年齢	7	ディスタルシュー保隙装置	70	抜髄法	61, 62
正の強化因子	34, 36	デンタル型撮影法	42	母親教育	4
正中離開	21	デントテープ	75, 76	母親教室	4
成長	5	手足口病	29	反対咬合	71, 88
――期	11	低位乳歯	19	斑状歯	17
青少年期	5			晩期残存	18

ヒ

P.M.T.C.	74, 76, 84, 90
表面麻酔	44

フ

Franklの分類	33
フォーハンドテクニック	34
フッ化ジアンミン銀	43
フッ化ナトリウム	80, 81
フッ化第一スズ	81
フッ化物の応用	75, 83, 90
フッ素	17, 75
プラークコントロール	63
プラーク指数	62
フロスシルク	72, 74
プロフィーカップ	75, 76
プロフィーブラシ	75, 76
プロフェッショナルケア	74, 79
負の強化因子	36

ヘ

Hellmanの咬合発育段階	7
Hellmanの歯齢	19
pediatric triangle	33, 38
ベドナーのアフタ	30
閉鎖型歯列	20

ホ

ボイスコントロール	35, 36
保隙	69
哺乳びん齲蝕	28
母子分離	33

萌出の異常	17, 67
萌出異常歯	72
萌出期	11
萌出性歯肉炎	31
萌出遅延	17, 72, 88

マ

埋入性脱臼	67
埋伏	72
────歯	19

ミ

ミュータンスレンサ球菌	26
みにくいあひるの子の時代	21

ム

無歯期	5, 19
無歯症	12
無力唇	38

メ

メインテナンス	63
メタルインレー	52

モ

モデリング法	36
モノフルオロリン酸ナトリウム	81
問診	38

ユ

癒合歯	15

ヨ

予防業務	4
予防填塞	81
幼若永久歯	25, 56
要観察歯	75, 81
抑制治療	37, 88, 89

ラ

ラバーダム防湿	35, 81
────法	46

リ

リーウェイスペース	23
リガ・フェーデ病	17, 30, 63
リキャップ	44
リップバンパー	69
リンガルアーチ	70
リン酸酸性フッ化物	79
リンパ型	6
流行性耳下腺炎	29

レ

レジンシーラント	81
霊長空隙	20

ロ

ローレル指数	6
弄舌癖	68, 69

ワ

矮小歯	15

略　歴

束理　十三雄(かんり　とみお)

昭和38年	日本歯科大学歯学部卒業
昭和46年	日本歯科大学講師(歯学部口腔外科学)
昭和46～48年	日本大学医学部麻酔学教室留学
昭和49年	日本歯科大学助教授(歯学部歯科麻酔学，新潟歯学部口腔外科学併任)
昭和54～55年	ロンドン大学留学／イーストマン歯科病院麻酔科
昭和56年	日本歯科大学教授(新潟歯学部歯科麻酔学)，現在に至る
平成3～12年	日本歯科大学新潟歯学部附属病院長
平成12年	日本歯科大学新潟歯学部歯学部長，現在に至る

関本　恒夫(せきもと　つねお)

昭和50年	日本歯科大学歯学部卒業
	日本歯科大学歯学部助手(小児歯科学教室)
昭和55年	日本歯科大学附属歯科専門学校技工士科講師併任
昭和58年	歯学博士(日本歯科大学)
昭和60年	日本歯科大学歯学部講師(小児歯科学教室)
平成3～5年	カナダブリティッシュコロンビア大学留学
	日本歯科大学新潟歯学部講師(小児歯科学教室)
	日本歯科大学新潟歯学部助教授(小児歯科学教室)
平成9年	日本小児歯科学会認定医指導医
平成11年	日本歯科大学新潟歯学部附属病院障害児歯科センター長併任
	日本歯科大学新潟歯学部教務部副部長併任

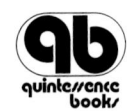

quintessence books

歯科臨床と診療補助シリーズ⑥
小児歯科学と診療補助

2001年3月10日　初版発行

監　修　　束理十三雄
　　　　　　かんりとみお

著　者　　関本　恒夫
　　　　　　せきもと　つねお

発行人　　佐々木一高

発 行 所　クインテッセンス出版株式会社
　　　　　〒101-0062
　　　　　東京都千代田区神田駿河台2-1
　　　　　廣瀬お茶の水ビル4F　電話(03)3292-3691

印刷・製本　サン美術印刷株式会社

©2001　クインテッセンス出版株式会社　禁無断転載・複写
Printed in Japan　　　ISBN4-87417-676-3 C3047
定価は表紙カバーに表示してあります